生活醫館 133

1週有感！

最強個人藥膳鍋

工藤孝文——主編
浜內千波——食譜
謝東富——譯

日本減重名醫認證
三高、肥胖、代謝差、倦怠感，
一天一鍋就能解決！

医者がすすめる
薬膳ひとり鍋

醫師×料理研究家

絕對不會變胖的兩人，

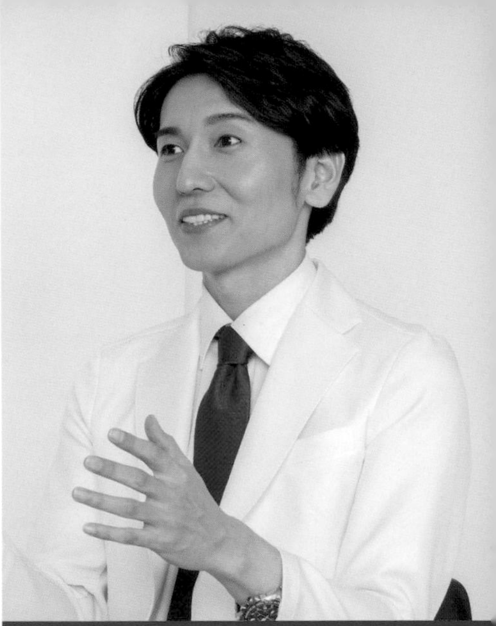

工藤孝文 醫師

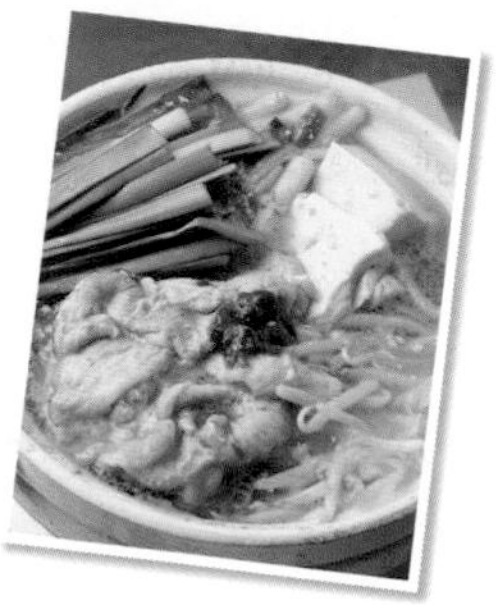

愛吃的鍋物
豬肉豆芽菜豆瓣鍋
（→P114）

兩位是不斷提供健康與減重新知的專家，現在就來看看他們的日常飲食吧。

●工藤孝文 醫師

我是糖尿病專科醫師。在來診的人當中，體重過重經常是罹患糖尿病最常見的原因，因此我通常會先檢視患者的飲食狀況並給予指導。

我推薦給患者的飲食建議，與我自己平時的飲食大致上是一樣的，那就是要大量攝取蔬菜及蛋白

不論享用哪一餐都選藥膳料理。

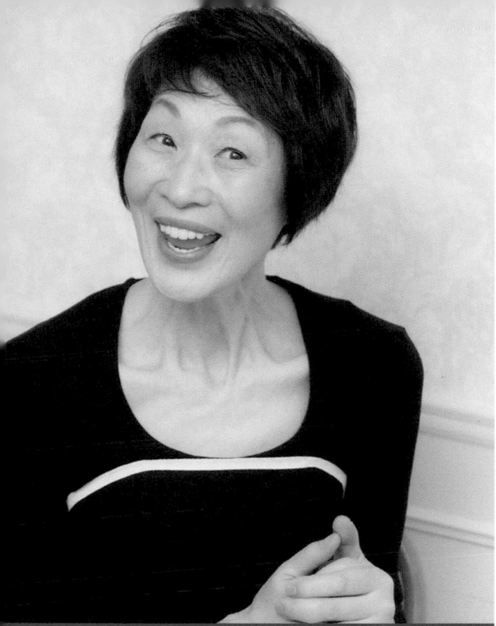

浜內千波　料理研究家

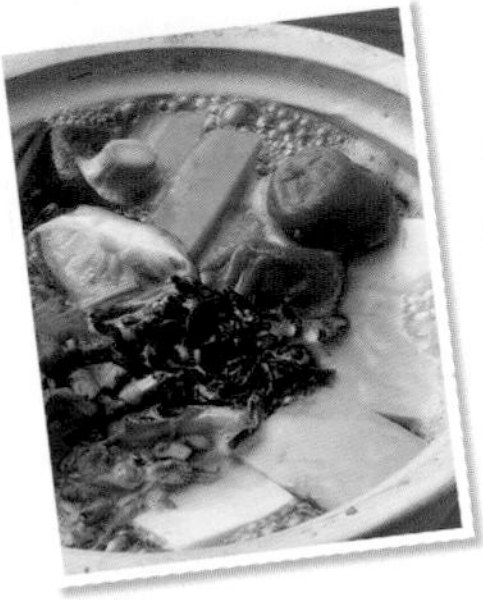

愛吃的鍋物
蔬菜總匯鍋
（→P98）

質，並適時地將藥膳食材加入日常生活的飲食中。

●浜內千波　料理研究家

我因為每天都要忙碌到很晚，深夜才有空可以吃晚餐也是很稀鬆平常的事情。儘管如此，對我來說，在家與丈夫共進晚餐，是最能重振精神也最重要的事。

為了不造成腸胃的負擔，我們會攝取大量有助消化的蔬菜，並活用藥膳食材。

減重30公斤，完全不復胖！既輕鬆又有效，藥膳鍋是最佳選擇

現在身材苗條的兩位專家，其實過去也曾經很胖。但是，他們不僅成功減重，也完全沒有復胖，每天都過著健康的生活。

而兩人維持健康與體態的關鍵，就是積極地攝取蔬菜與蛋白質，以及每天吃一次能使身體由內至外暖和起來的料理。

由於他們經常吃鍋物，因此會以「可以吃的草藥」這個前提去思考，並配合身體狀況挑選食材。

像這樣將食材功效熬煮出來的鍋物，若好好喝湯，不僅能充分獲得食物的療效，還可以滿足口腹之慾。另外，湯頭本身的滋味就非常好了，因此也有助於減少鹽分攝取。

就讓我們將藥膳鍋融入日常生活的飲食中，維持健康與身材吧。

兩人皆成功減重30公斤！

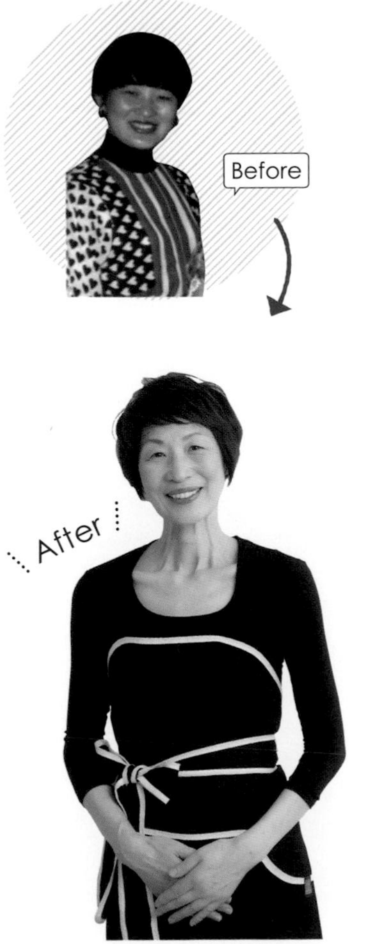

浜內千波　料理研究家

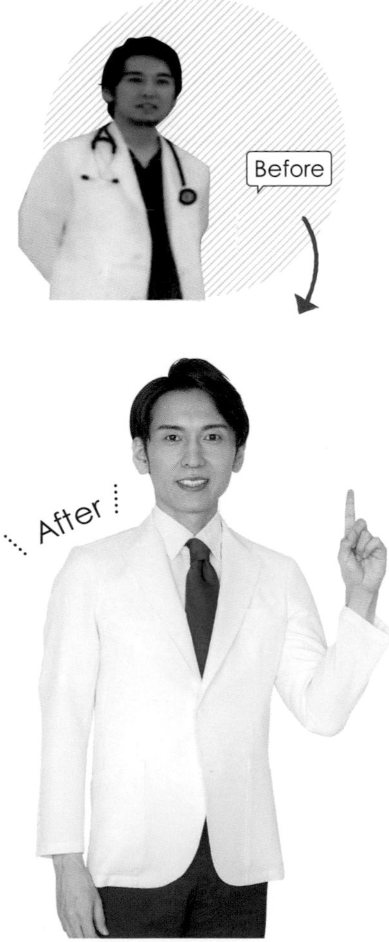

工藤孝文　醫師

CONTENTS

1章

利用最強藥膳鍋改善身體不適與輕鬆減重

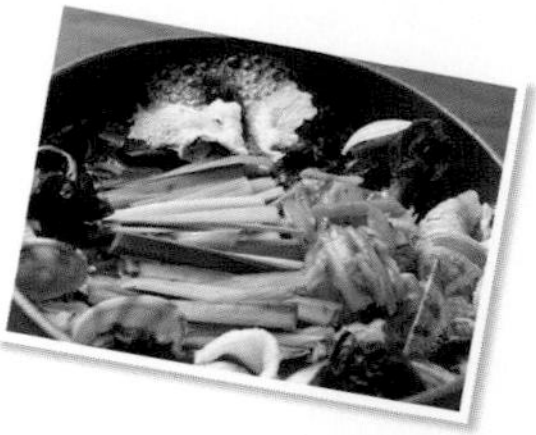

2章 生草藥湯方便鍋

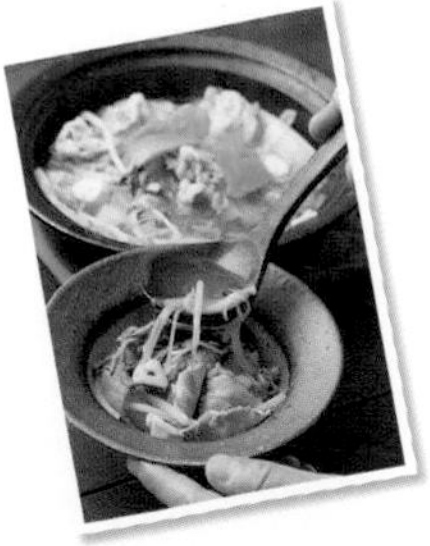

3章

結合藥膳食材的美味綜合鍋

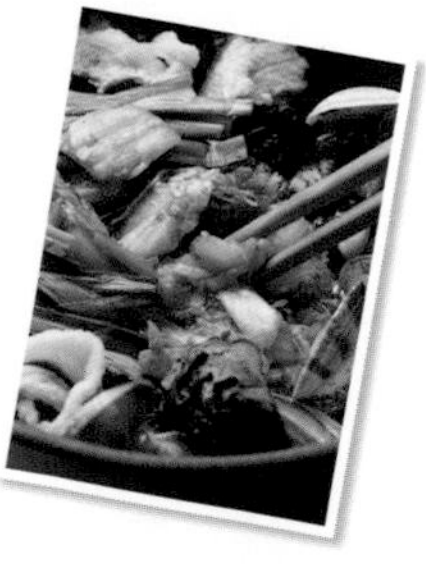

4 章

讓身心舒暢、刺激味蕾的美味香辣鍋

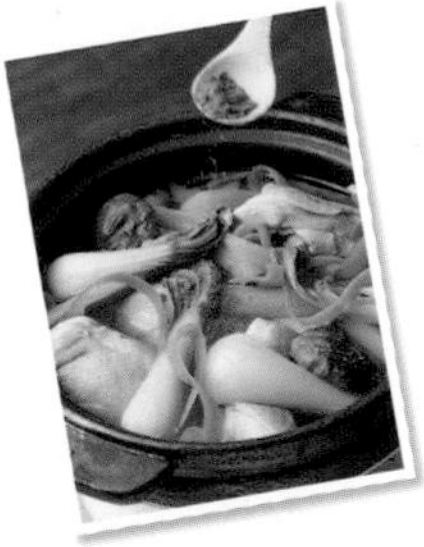

5
章

能盡情享用各種滋味的高湯藥膳鍋

column

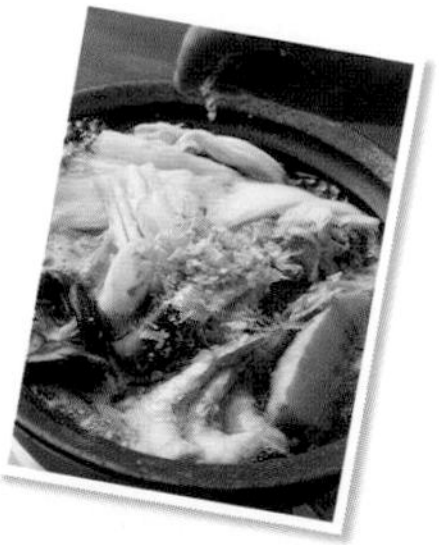

本書特色及使用方法

本書特色

特色 1 為了方便讀者將藥膳融入日常生活，本書會用簡單好懂的方式來介紹相關知識。

特色 2 用鍋物來做藥膳料理最不容易失敗，輕輕鬆鬆就能完成美味的料理。

特色 3 沒有難以入手的材料，全書選用的皆為能輕易取得的食材。

特色 4 都是省時、省力、作法非常簡單的食譜。

特色 5 食譜基本上是1人份，但只要將材料分量依人數加倍，多人享用也沒問題。

特色 6 每道食譜皆有令人一目瞭然的圖示說明功效。

[本書使用方法]

- 材料皆為1人份。
- 為方便理解，材料會盡量使用口語化的名稱。
- 為方便製作，分量標示皆使用「個」或「g」等常見單位。
- 1小匙＝5ml＝5cc；1大匙＝15ml＝15cc；1杯＝200ml＝200cc。
- 若無特別提及火力，請開中火。
- 微波加熱時間適用於功率500W的情況。
  若為600W，加熱時間請調整為書中標示的80%。
  另外也可能因為機種而有差異，請在加熱的同時注意烹煮狀況。
- 蔬菜若沒有特別指定處理步驟，應依序進行清洗、去皮等作業。
- 湯底使用的是由柴魚片、昆布、小魚乾、乾香菇等為基底的和風湯底。

第1章

利用最強藥膳鍋改善身體不適與輕鬆減重

在進入充滿吸引力的藥膳鍋世界之前，
要先向各位解釋藥膳的基本概念。
「工藤醫生風」的藥膳料理一點都不難！
馬上就能輕鬆地運用在日常飲食中。

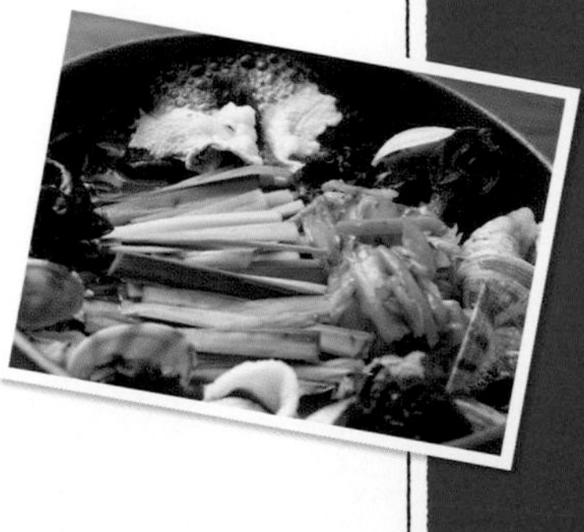

藥膳鍋是改善不適的最佳料理！

工藤孝文　醫師

聽到「藥膳」這兩個字，大部分的人應該都會覺得是很難懂的東西吧。藥膳的確經常被用來治療疾病，不過它其實也是一種預防疾病的飲食方式，而且只需要我們多加留意平常使用的食材就能實踐。

因此，藥膳「能夠透過飲食，改善身體不適並重獲健康」這一特點正是我在診所中指導患者之飲食療法的基礎。而這麼做的成果是，許多因為糖尿病、高血壓、高血脂等文明病而來診的患者，他們的健康數值皆得到了驚人的改善。

此外，他們的體重與體脂也自然而然地下降，達到了減重的效果。透過這種既美味又不必勉強自己的方式，不論是男性或女性，都紛紛變得更年輕、更好看、更有自信了。找回了自信以後，情緒會跟著安定下來，整個人也會因此變得更溫和，進一步帶給人從內到外容光煥發的

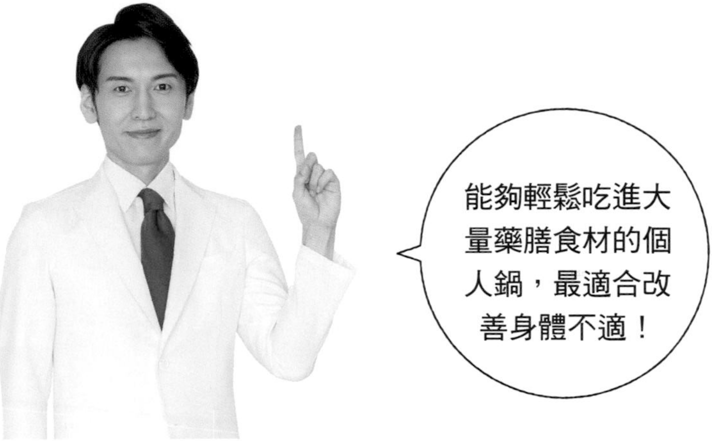
能夠輕鬆吃進大量藥膳食材的個人鍋，最適合改善身體不適！

印象，而這樣的改變跟年紀完全無關。

藥膳中最重要的飲食方針，是把肉類或海鮮類等蛋白質與蔬菜、發酵食品、辛香料等食材組合起來，並將其融入平常的飲食中。有別於現代的營養學概念，這個方法被稱作「飲食養生」，提倡利用食物本身具有的功效，並配合個人的體質與症狀，以達到改善身體不適的效果。不過，單純為了配合想改善的不適或症狀，而特地準備好幾道菜非常麻煩，就算把「飲食養生」這件事放在心上，也無法長期堅持下去。

為此，我特別推薦能一口氣攝取各種具有藥膳功效的食材、煮法超簡單、喝湯也能提高代謝力的「個人藥膳鍋」。此外，做成個人鍋的話，便能依照自己的症狀調整飲食。

儘管中醫理論有所謂的「醫食同源」或「藥食同源」，但我認為「個人藥膳鍋」才是「越吃越健康」的最強料理。

中醫的身體運作方式

氣、血、水是決定體質與症狀的三大要素

中醫會透過一個人的身心所表現的狀態來「辨證」，並依照各種「證」開出不同的處方，或建議應該攝取的食材。而想要「辨證」，可以用「氣、血、水」、「陰陽」、「虛實」等眾多方法來判定，在這當中又以「氣、血、水」最淺顯易懂。

中醫理論認為「氣、血、水」是構成身體的要素。「氣」是身體的動力；「血」負責透過血管將各種養分運送到全身各處；「水（津液）」則負責提供身體所需的水分。只要有一種要素不足或阻塞，就會引起各種不適，為健康帶來不良的影響。

「氣」若不順，就很容易感到心浮氣躁，也會出現消化不良或胃脹氣等症狀。「血」若產生問題，血液循環會變差，且容易有黑眼圈或瘀青。「水（津液）」若滯留在體內，則很容易水腫

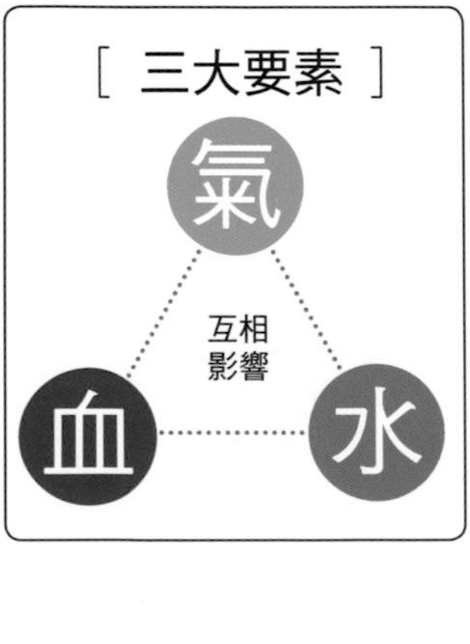

或精神不濟。若想要改善這些不適，最重要的是必須挑選與之相對應的食材。

藥膳料理並不需要什麼特別的食材，生活中常見的食材就很足夠了。先認識會使身體感到不適的症狀，再配合體質挑選食材，就可以開始料理了。

像這樣確認自身狀況並選用適宜食材的飲食，就是所謂的「藥膳料理」。

氣、血、水的個別特徵

氣

氣滯…情緒不穩而容易感到沮喪、強烈的頭重感。
藥膳→肝臟、菠菜、鹿尾菜等補血食材。

氣虛…精神不濟、慢性疲勞、食慾不振、睡眠障礙。
藥膳→多吃溫補食材，避開油膩的食物。

氣逆…容易心浮氣躁、感冒、面紅耳赤、眩暈。
藥膳→避開會造成氣血逆流或辛辣的食物。

血

血虛…膚色不佳、容易累、注意力或思考力下降。
藥膳→可促進血液循環的青背魚及能提神醒腦的食物。

瘀血…血行不順、肩頸痠痛、容易感冒、容易生理痛。
藥膳→能改善血液循環或辛辣的食物。

水

陰虛…肌肉沒有緊實感，水分滯留在體內，容易水腫。
藥膳→有助提升水分代謝的玉米與青豆等食材。

藥膳的基本 1

配合體質與身體狀況選擇溫補與涼補食材

在藥膳中，會將吃或喝下肚的食材依照性質區分冷熱，其中能讓身體暖起來的為「溫、熱」食材，會使身體降溫的則是「寒、涼」食材，這四種不同性質又被稱為「四氣」。另外，若把不屬於上述任何性質的「平性」食材一起考慮進來，就成了所謂的「五氣」。不過，為了方便理解，本書只將食材粗略分成「溫」與「涼」兩大類。

涼補食材有助排除體內餘熱，許多水分豐富的蔬菜或水果皆屬於此類；另一方面，溫補食材能促進血液循環並提升代謝能力，比較常見的有辛辣食材、生薑、大蒜、蔥類等；至於平性食材，則有米飯、番薯等能提供身體能量的食材。

不過，有趣的是，有些食材的屬性會隨著烹調或加工而改變，例如：黃豆本身是平性食材，但發酵過後的納豆是溫補食材，加工製成的豆腐則是涼補食材。

另外，白菜在和辣椒混合製成韓式泡菜後，會從涼補變為溫補食材。發酵食品的製作過程，往往會使各種食材的溫度上升，導致性質跟著產生變化。不過，鹽漬或糖漬的食材通常會使體溫下降。

至於乾燥加工的食材，會在脫去水分的過程從涼補變成溫補食材，例如容易使身體降溫的水果，在製成果乾後反而可以溫暖身體。

若能先透過「氣、血、水」判斷自己的體質，並依照自己的身體狀況考慮該讓體溫上升或下降，就可以讓藥膳的效果更上層樓。

最常見的溫補與涼補食材

溫 食材

肉桂、胡椒、辣椒、生薑、大蔥、洋蔥、大蒜、小松菜、香菜、油菜花、南瓜、蕪菁、紅蘿蔔、紫蘇、竹筴魚、沙丁魚、紅茶等。

涼 食材

茼蒿、菠菜、西洋芹、芹菜、黃瓜、茄子、番茄、櫛瓜、秋葵、冬瓜、白蘿蔔、苦瓜、海帶芽、蓮藕、小麥、萵苣、蕎麥、綠茶等。

藥膳的基本 2

活用五味就能享受美食並調整體質

「五味」指的是將食物分成酸味、苦味、甜味、辣味、鹹味等五種味道，並配合體質或身體狀況調整使用的中醫學理論。

另外，中醫學認為五味會與人體的五臟機能相對應：酸味入肝（＝膽）；苦味入心（＝小腸）；甜味入脾（＝胃）；辣味入肺（＝大腸）；鹹味入腎（＝膀胱）。

含有這五味的食材有時也會被稱作「藥味」。另外，日文中的「藥味」也等於「添加在生魚片或麵食裡的辛香料」，這個詞就是從五味概念衍生出來的，這些現代的「藥味」也具有殺菌作用，可以防止食物中毒。

酸

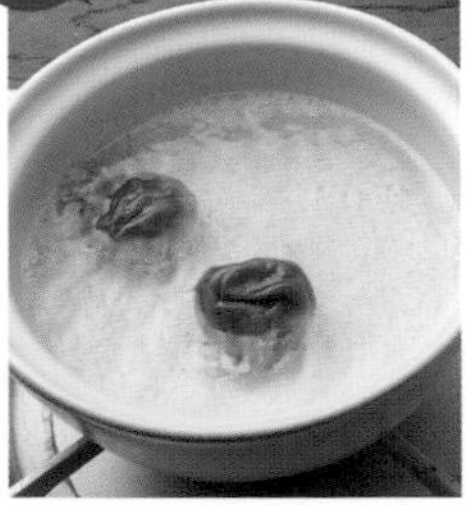

鹹

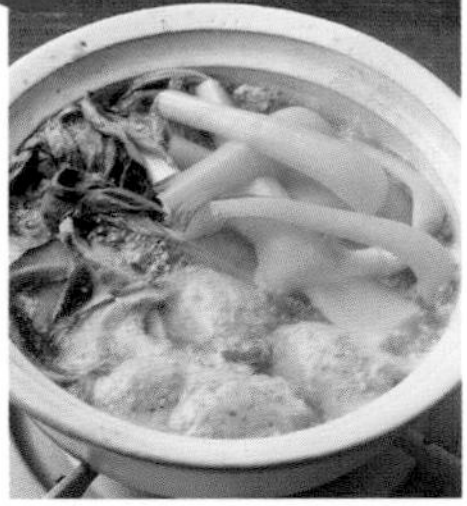

辣

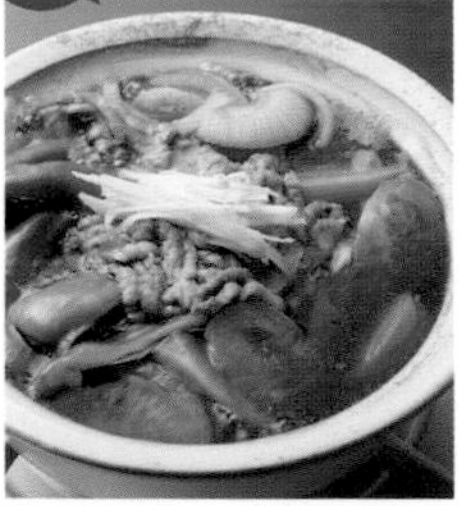

五味＆代表性食材

五味	功效	食材
酸味	活化肝臟（＝膽） 促進消化及血液循環 增進肌肉收縮 改善盜汗、咳嗽、尿量過多 改善漏尿、止瀉 緩解情緒緊張	● 檸檬、梅子 ● 蛤蠣、蜆仔 ● 韭菜、菠菜、小松菜、西洋芹、芹菜、茼蒿、芝麻
苦味	活化心臟（＝小腸） 促進血液循環 穩定情緒 驅寒保暖 解熱降火 通便、利尿	● 蛋、牛奶、柿子 ● 紅豆、綠豆 ● 蓮藕、番茄、苦瓜 ● 烏龍茶、綠茶、紅茶
甜味	活化脾臟（＝胃） 整腸健胃 改善食慾不振、便祕 改善慢性疲勞、倦怠、水腫 幫助排出老廢物質	● 米、薏仁 ● 牛肉、雞肉、羊肉 ● 生薑、洋蔥、番茄、黃豆、南瓜、紅蘿蔔、蘆筍
辣味	活化肺臟（＝大腸） 促進血液循環 調節呼吸及免疫系統 滋潤黏膜 改善花粉症、呼吸急促、感冒引起的各種症狀	● 生薑、大蒜、辣椒、胡椒 ● 松子、核桃 ● 白蘿蔔、山藥、蔥類、大白菜、蓮藕、紫蘇
鹹味	活化腎臟（＝膀胱） 養精蓄銳 預防老化 預防骨質疏鬆症、鞏固牙齒 促進生長或發育 維持賀爾蒙平衡 預防頻尿	● 鮭魚、竹莢魚、蝦子 ● 昆布、栗子、核桃、番薯、玉米 ● 海帶芽、海苔、鹿尾菜

藥膳的基本
3

體質＋溫涼補＋五味，邊吃邊改善身體不適

整天待在冷氣或暖氣房裡的生活型態，會打亂人體在熱的時候流汗、冷的時候保暖的規律，讓我們與生俱來的體溫調節功能變遲鈍，並對身體各部位，例如內臟、皮膚、頭髮，甚至是精神狀態帶來影響。

想讓身體機能恢復正常運作，最重要的便是巧妙地運用溫熱與寒涼食材。寒涼食材若經過適當調理，一樣能達到溫補效果，而與之相對的溫熱食材亦然。

因此，我們必須充分了解自己的「氣、血、水」體質，意識到應該多攝取或要避免食用的食材，並根據感到不適的部位與症狀選用五味食材。

我們的身體正在與大自然的循環及規律脫節，不過沒關係，只要能配合溫涼補＋體質＋五味選擇食材，就能夠維持健康的生活。此外，若能有意識地使用當季食材，將可更進一步改善

各種不適。
對於「藥膳」來說，當季食材的飲食觀念非常重要。實際上，能使體溫上升的大多是秋冬的食材，會使體溫下降的則大部分是春夏的食材。當季的食物風味較佳，營養價值也更高。直到今日，我們還是需要順應大自然，選用當季盛產的食物，並透過飲食改善身體狀況。

若能靈活地運用藥膳將會得到許多好處

內在效果

- 促進血液循環
- 提升免疫力
- 整腸健胃
- 利尿作用
- 改善疲勞
- 安心寧神

外在效果

- 提升肌肉彈性
- 強化口鼻黏膜
- 改善皮膚炎
- 舒緩眼睛疲勞
- 緩解肩頸痠痛

美容效果

- 改善氣色
- 美肌
- 使秀髮散發光澤
- 指甲變透亮

推薦！生活中唾手可得的藥膳食材

「藥膳料理的食材都很稀有吧？價錢都很貴吧？」如果你也有這些疑慮，請不要擔心。其實，我們經常吃的蔬菜類、肉類、海鮮類、豆類、種子類等食材，不論哪一種都具有非常棒的藥膳功效。

由於每一種食材皆有不同作用，若能將數種不同的食材組合起來，甚至還能達到更棒的藥膳效果。

其中，蔬菜類、海鮮類、豆類、種子類等種類非常豐富，也各自具有獨特的藥膳功效。因此，本書會選用容易取得且效果極佳的食材。像這樣活用能在超市輕鬆買到，並且方便在家處理的食材，能夠無痛長期堅持下去才是最重要的。

現在就開始善用每天的飲食來取得藥膳效果，在享受美食的同時變得越來越健康吧。

蔬菜

此處列出的是具有出色藥膳功效的
根莖類蔬菜和香草藥類蔬菜。
對改善身體不適非常有幫助！

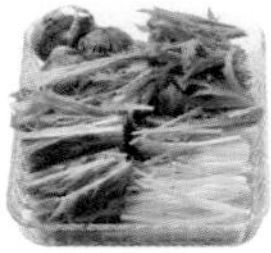

生薑

溫 辣 氣 血 水

能溫暖身體並促進血液循環。還可提升排汗功能，幫助排出堆積在體內的老廢物質或脂肪。

大蒜

溫 辣 甜 氣 血

能溫暖腸胃、促進消化。使血液或體液順暢循環，提升代謝與排汗功能。還可改善手腳冰冷。

大蔥

溫 辣 甜 氣 血

能透過溫暖身體促進排汗功能。可改善手腳冰冷、緩解感冒症狀。也有助改善失眠與情緒亢奮。

洋蔥

溫 辣 甜 氣 血

既能強化血管、促進血液循環，還可整腸健胃、促進消化。對於改善腹脹或便祕也很有效。

番茄

涼 甜 酸 水

有助排出體內餘熱，舒緩身體或口舌乾燥、腦充血、中暑等症狀。還能提昇腸胃機能、促進消化。

蕪菁

溫 辣 甜 苦 氣 血

能夠溫暖腸胃，進而促進消化。還可改善手腳冰冷或腹痛不適。另外，也有望達到美肌效果。

牛蒡

涼 辣 甜 苦 氣 血 水

有助消除體內餘熱、排出老廢物質。也能調整腸道環境、改善排便。加熱後會變成溫補食材。

蓮藕

生食為涼 加熱為溫 辣 血

生食時可降燥解熱、促進體液或血液循環。加熱後則能促進腸胃蠕動、補充能量、調整膚況。

肉

能為身體帶來能量的肉類，不僅能發揮消除疲勞、強身健體、強化肌肉等強大的力量，還具有燃脂效果。

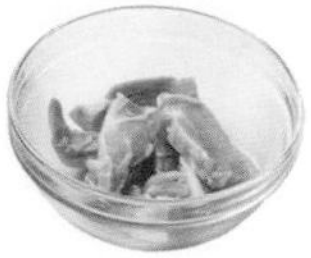

豬肉

平 甜 氣 血

有助血液及體液順暢循環，並滋潤黏膜。也能強身健體、恢復體力、改善皮膚粗糙等問題。

雞肉

溫 甜 氣 血

能夠溫暖腸胃、補充能量、促進消化吸收功能。還有改善食慾不振或腹瀉、緩解疲勞的效果。

牛肉

平 甜 血 水

能補充能量、補血、強化肌肉和骨骼。此外，還可以活化腸胃機能、改善血液及水分代謝。

羊肉

溫 甜 氣 血

具有溫暖身體，促進燃脂的作用。既能改善血液循環及手腳冰冷，還可緩解食慾不振、疲勞、貧血等不適。

豆・種子

小小粒的豆子或種子類食材大多具有預防文明病等驚人的功效。
不僅能輕鬆地和各種料理搭配使用，
還相當容易保存！

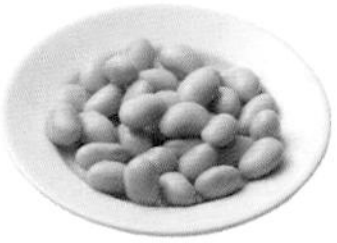

芝麻

平 甜 氣 血 水

既能補血及強化血管，還可促進水分代謝，改善腸道環境，以及肌膚或頭髮乾燥問題。黑芝麻效果特別好。

黃豆

平 甜 氣 血 水

促進血液循環、水分代謝、消化機能。還有利尿作用，能排出體內多餘水分，改善水腫、便祕、腹瀉。

海鮮

最能品嚐到當季風味的海鮮，從很久以前就被認為具有改善效果，是能緩解許多不適的靈丹妙藥。

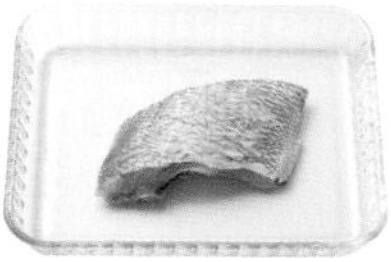

蛤蠣

涼 甜 氣 水

能透過排出體內餘熱，達到安定情緒、緩和心浮氣躁或精神緊張的功效。還具有利尿效果，可以改善水腫。

蜆仔

涼 甜 氣 水

不僅能讓身體降溫，促進水分代謝，還有排毒作用。此外，能使消化吸收變好，有助提升肝功能。

烏賊

平 鹹 氣 血

透過提高新陳代謝活化內臟機能，預防高血壓或動脈硬化。擁有造血作用，能夠改善婦科疾病。

蝦子

溫 甜 鹹 氣 血

兼具暖身及滋補作用，能夠提升精氣神並緩解疲勞。還可促進血液循環，改善下半身冰冷。

鱈魚

溫 鹹 血

具有保護黏膜及預防皮膚粗糙的效果。另外也能強化血管彈性，預防動脈硬化及腦梗塞等症狀。

沙丁魚

溫 辣 氣 血 水

能使體溫上升、強化腸胃機能。還可促進血液循環，並預防動脈硬化及血管栓塞。也有改善眼睛疲勞或貧血的效果。

鮪魚

溫 甜 氣 血

能使體溫上升、促進氣血流通。還可改善肝功能、貧血、動脈硬化、血管栓塞，對預防老化也很有效。

柴魚片

平 甜 氣 血 水

能透過促進血液循環強化腸胃機能與排尿功能。還可緩解疲勞、肩頸痠痛、水腫、皮膚粗糙等問題。

看似普通的香料與香草，其實含有強大的藥膳功效！

在廚房的棚架上，經常會擺著各式香料及香草。這些被統稱為「辛香料」的食材，不僅能用來調味，且大部分都含有豐富的藥膳功效。

辛香料中獨特且濃郁的香味具有緩解情緒緊張或令人打起精神的作用；而其中的辣味與苦味等則有促進消化與加強血液循環的效果。順道一提，不論是新鮮的或經過乾燥的辛香料，都具有相同功效。

此外，大多數的辛香料一開始都是因為藥效而備受關注，甚至被當成藥材來使用。後來，人們才萌生了可以依照不同辛香料的風味，將其活用在各式料理中的想法，而這也推動了烹飪文化的進展。

所謂的「醫食同源」與「藥食同源」也是這樣逐漸發展出來的。現在，辛香料幾乎等於「可以吃的粉狀藥物」，已經是藥膳料理中不可或缺的食材了。

香料・香草

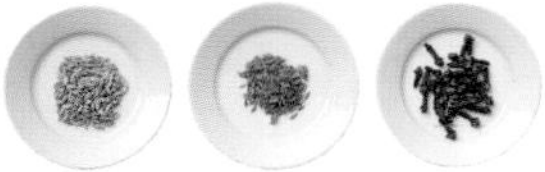

辣椒

溫 辣 氣 血

除去體內寒氣，並促進血液循環、消化、排汗。

山椒・花椒

溫 辣 氣 血

溫暖腸胃、促進消化，其香氣則具有安定情緒的效果。

芥菜籽

溫 辣 氣 血

溫暖身體、改善呼吸道功能，也有促進消化的作用。

胡椒

溫 辣 氣 血

溫暖腸胃、增進食慾，也有抑制噁心想吐的效果。

孜然

溫 辣 氣 血

活化腸胃機能、增進食慾、促進血液循環、改善肝功能。

丁香

溫 辣 氣 水

溫暖腸胃、增進食慾；有助排尿及改善水腫。

肉桂

溫 辣 甜 氣 血

能溫暖身體，改善手腳冰冷或精神不濟，提升活力。

薑黃

溫 辣 苦 氣 血

強化肝功能、改善食慾不振或高脂血症。

陳皮（溫州橘的果皮）

溫 辣 苦 氣 血

促進血液循環，使身體得到滋潤，也有安定情緒的效果。

紫蘇

溫 辣 氣 血 水

透過刺激嗅覺來增進食慾；有助排尿及改善水腫。

小豆蔻

溫 辣 苦 氣

幫助消化；其特殊香氣則有助放鬆及睡眠。

若想更有效地攝取食材的藥膳效果，請透過喝湯使身體變溫暖！

身體發冷是很常見的健康問題。在大部分的情況下，即使是藥膳，我都建議各位攝取能使身體暖和起來的料理。

享用熱呼呼的料理，不僅能溫暖腸胃等內臟器官，還可促使血液在全身順暢流動，並活化淋巴液或體液循環。另外也有助排汗與利尿，甚至能進一步達到燃脂與排毒作用。

從結果來看，體溫上升有助改善新陳代謝與免疫力、減重、抗老，對安定情緒也有一定的效果，進而達到真正的身心健康。

若想要一口氣達到上述效果，連湯都可以一飲而盡的藥膳鍋是最佳選擇。而個人藥膳鍋中的食材，其精華會在烹煮的過程慢慢滲入湯裡，因此能攝取到各式各樣的功效。最後，因為是個人鍋，各位可以輕鬆地依照體質或當下身體狀況進行調整。

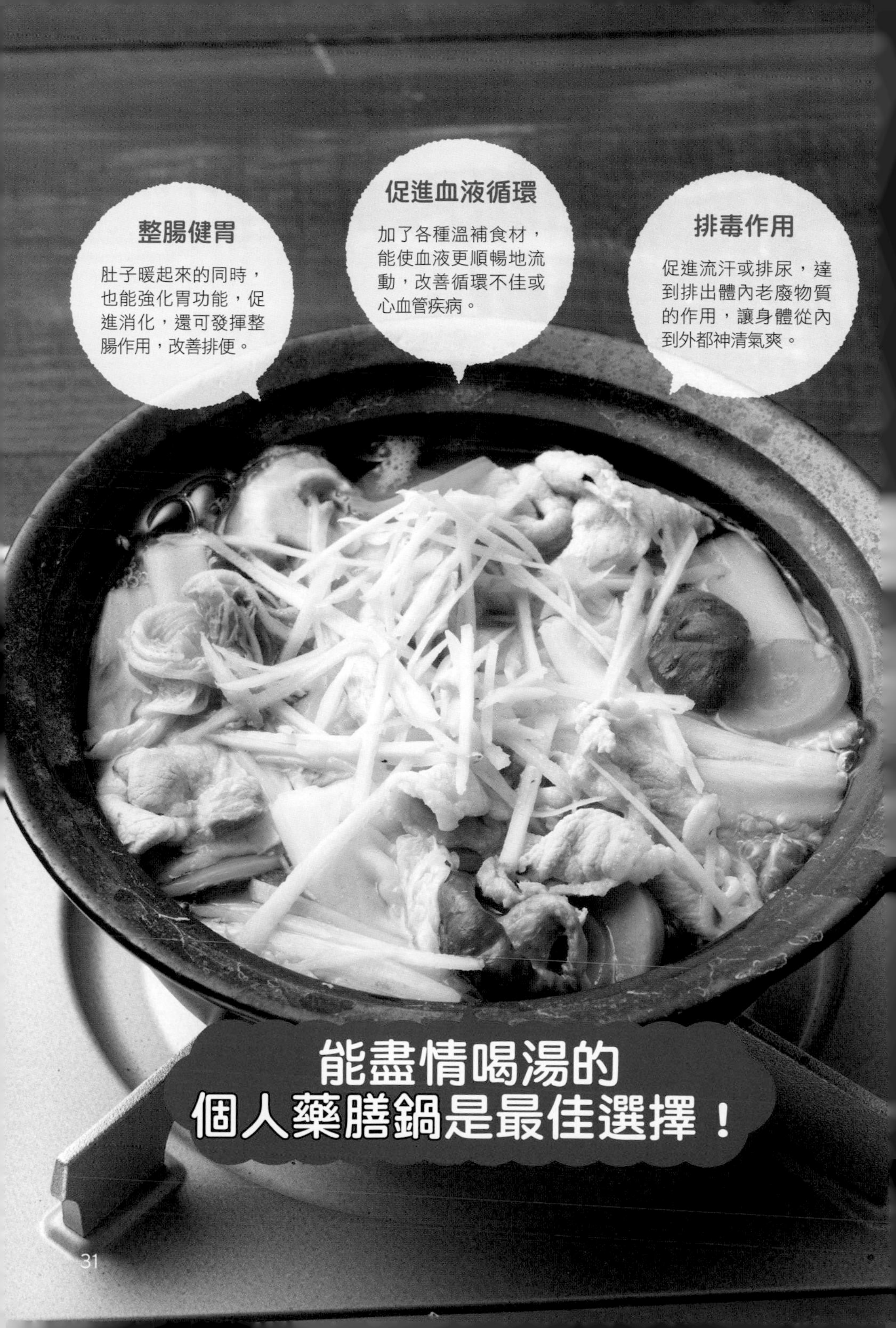

整腸健胃

肚子暖起來的同時，也能強化胃功能，促進消化，還可發揮整腸作用，改善排便。

促進血液循環

加了各種溫補食材，能使血液更順暢地流動，改善循環不佳或心血管疾病。

排毒作用

促進流汗或排尿，達到排出體內老廢物質的作用，讓身體從內到外都神清氣爽。

能盡情喝湯的個人藥膳鍋是最佳選擇！

有效改善各種身體不適個人藥膳鍋

促進血液循環

想要促進血液循環，並預防血管栓塞或動脈硬化，可以攝取富含不飽和脂肪酸的青魚類，如沙丁魚、鯖魚或鮭魚等。另外，青蔥、大蒜、生薑、綠花椰、香菇則有助改善血瘀問題。

推薦鍋物

- 生薑豬肉鍋 ▶P44
- 鱈魚鮮菇泡菜鍋 ▶P66
- 豬肉豆芽菜豆瓣鍋 ▶P114

緩解疲勞

身心不平衡，經常感到很累。近來，長時間用電腦或智慧型手機也是造成疲勞的原因。想要改善的話，建議攝取肉類、海鮮類、黃豆等食材，讓其中的蛋白質發揮強大力量。

推薦鍋物

- 爽脆鮮蔬豬肉鍋 ▶P74
- 牛舌壽喜燒 ▶P76
- 生魚片酸梅涮涮鍋 ▶P92

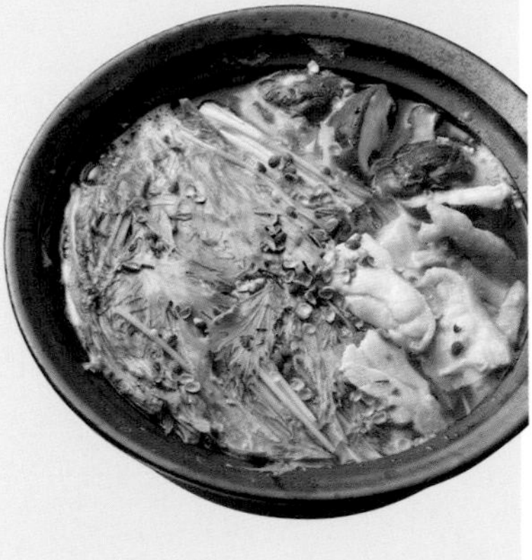

改善手腳冰冷及肩頸僵硬

因為壓力而全身緊繃，或是長時間維持固定姿勢，皆會導致血液循環變差、手腳冰冷、肩頸僵硬等問題。飲食上請多多攝取能溫暖身體的雞肉、羊肉、生薑、韭菜等食材。

推薦鍋物

- 羊肉牛蒡芹菜味噌鍋 ▶P82
- 鮮蝦蔬菜什錦鍋 ▶P90

促進消化

為了改善消化，請盡量避開油膩及重口味的料理。蔥類具有整腸健胃的效果。另外像是能溫暖身體的蔬菜類或肉類等，則可以透過加強血液循環，活化腸胃功能。

推薦鍋物

- 洋蔥舞茸牛肉鍋 ▶P46
- 扇貝大蔥土手鍋 ▶P84

整腸健胃、消除便祕

不規律的飲食習慣、挑食、水分攝取不足皆會引起排便不順。這時除了要多吃能溫暖腸胃的生薑、肉桂、山椒等，也要多攝取膳食纖維豐富的牛蒡、香菇、海藻，或是泡菜等發酵食材。

推薦鍋物

- 義式番茄風味鍋 ▶P94
- 清燉山椒雞肉鍋 ▶P108

改善水腫

血液循環不良會使體內水分循環變差，讓水分滯留在細胞之間的縫隙，造成所謂的水腫。這時，建議攝取黃豆或紅豆等能利尿的食材。另外，也很推薦有助排汗的生薑或蔥類。

推薦鍋物

- 黃豆全餐韭菜鍋 ▶P56
- 鯖魚豆腐七味鍋 ▶P110

活化腦部功能

為了強化腦部功能，改善血液循環非常重要。另外，想讓腦部正常運作需要非常多的能量，我們可以透過豬肉、海鮮類、豆製品等富含蛋白質的食材為身體帶來滿滿的活力。

推薦鍋物

- 鮭魚竹輪味噌鍋 ▶P88
- 咖哩土陶鍋 ▶P106

提升肝功能

想要提升肝功能，最好的方法就是補充優質蛋白質。除了常見的豆製品、肉類、魚類可以發揮其強大的作用，蜆仔、蛤蠣、扇貝等貝類食材也具有非常好的改善效果。

推薦鍋物

- 蕪菁蜆仔鹽味鍋 ▶P64
- 鯛魚豆腐鍋 ▶P120

美肌

為了提高肌膚的新陳代謝，必須先強化腸胃功能。建議各位均衡地攝取芝麻、青魚、海藻、蔬菜等食材。另外，睡眠不足也是肌膚的大敵，因此有助入眠的香草類也可帶來美肌效果。

推薦鍋物

- 番茄鯖魚鍋
  ▶P50
- 綠花椰香菇雞翅鍋
  ▶P70

預防骨質疏鬆症

骨骼會隨著年紀或更年期變得脆弱，為了鞏固與強化骨骼，應該積極地攝取牛奶或小魚乾等含有豐富鈣質的食材。另外像是富含維生素D的乾香菇也具有一定的效果。

推薦鍋物

- 油漬鯷魚風味生火腿涮涮鍋
  ▶P68
- 雪見螃蟹鍋
  ▶P124

鎮靜與助眠效果

感到心浮氣躁的時候，往往會出現失眠問題，此時可以攝取白蘿蔔或紫蘇等具有強大鎮靜效果的食材，讓情緒穩定下來。其他像是貝類、雞蛋、雞肉、芝麻等也能讓人一夜好眠。

推薦鍋物

- 大蔥牡蠣鍋
  ▶P48
- 韓式蛤蠣豬肉鍋
  ▶P62

這樣才能開心地吃出效果！個人藥膳鍋的5大重點

POINT 1

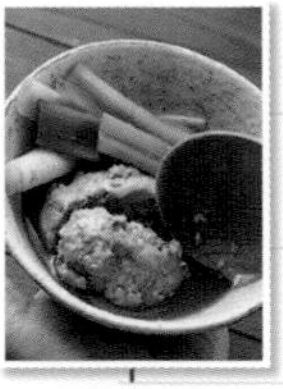

越是感到疲勞的時候 越要好好地吃鍋

「吃了就能得到改善」是藥膳的基本概念，然而當一個人很累時，不光是下廚，往往連用餐都覺得很麻煩。此時就輪到「把食材丟進鍋子煮熟就能吃」的鍋物上場了。餐後的收拾工作也絲毫不費力！

POINT 2

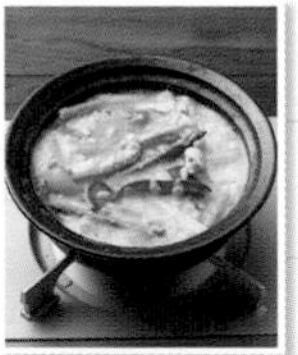

藥效會溶入湯裡 請好好品嚐湯頭的滋味

藥膳鍋當中擁有各種能夠改善身體不適的食材。在烹煮的過程中，食材的鮮味會溶入湯裡。如果是調味過的湯頭可以直接喝湯，清湯鍋則可以將醬料用湯稀釋做沾醬，盡情享受美味。

POINT 3

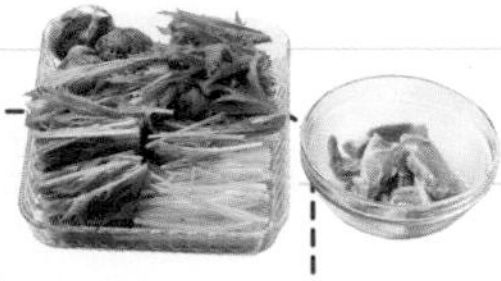

食材以
蛋白質＋蔬菜為主

透過肉類、海鮮類、黃豆等食材所富含的蛋白質，以及蔬菜的功效來改善各種症狀，是藥膳的基本。鍋物可以大量攝取營養，藥膳效果也更好。除了蔬菜，海藻類也有一定的功效。

POINT 4

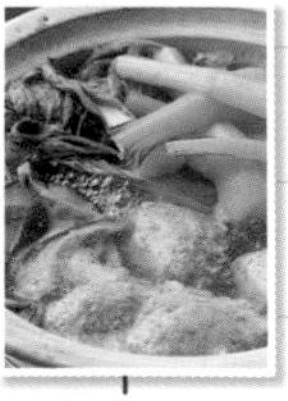

活用高湯及食材的風味
打造清爽的口味

大口享用火鍋湯時必須留意鹽分攝取，過多的鹽分也會造成高血壓或水腫等症狀。然而，只要加入含有大量美味成分的食材就能解決。此外，使用昆布或海帶高湯也是個妙招。

POINT 5

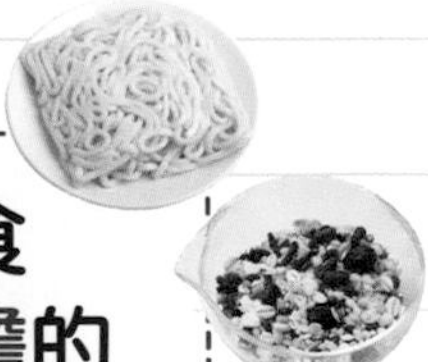

為火鍋畫上句點的主食
要選隔天腸胃不會有負擔的

火鍋吃到最後想來點主食的時候，請選隔天不會為腸胃帶來負擔的食材，例如好消化的烏龍麵等。也很推薦有整腸作用的五穀雜糧、糯麥、燕麥片等。

實測報告

超開心！超有效！

我們嘗試了連續好幾天都吃藥膳鍋！

好想輕鬆改善身體不適、感覺變胖了，想要減重……
擁有這些煩惱的人，不妨挑戰看看藥膳鍋。
請各位試著體驗其中的美味與驚人的成效吧。

1個月體重少了4公斤！還被說變年輕了。

石川博樹先生（化名）・45歲 男性

我非常在意自己的肚子，因此去做了健康檢查，沒想到被診斷出高血壓，所以下定決心要改善這個問題。

話雖這麼說，我內心非常清楚太嚴格的飲食控制自己是堅持不下去的。

我就是在這個時候得知「藥膳鍋」的。因為是個人鍋，我可以依照自己的狀況去調整，而且非常簡單，就算每天煮也不會覺得很麻煩。才花了一個月，我就輕鬆瘦了4公斤，不只血壓下降，其他數值也跟著改善了。

【得到這些改善】

	體重	血壓	中性脂肪	血糖數值
測試前	77 kg	145/91 mmHg	156 mg/dl	102 mg/dl
測試後	73 kg	124/72 mmHg	85 mg/dl	87 mg/dl

瘦了2.5公斤！
1週內血糖數值即恢復到正常狀態

山崎久美小姐（化名）・53歲 女性

我的血糖數值一直居高不下，因此被警告「請去看醫生，務必想辦法瘦下來」。因為藥膳鍋可以攝取大量蔬菜，非常適合減重，於是我決定先吃一個星期看看。

沒想到能在這麼短的時間內就獲得成效，真的很開心，也打算繼續堅持下去！

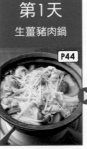

［得到這些改善］

	測試前	測試後
體重	58 kg	55.5 kg
血壓	135/86 mmHg	108/64 mmHg
中性脂肪	130 mg/dl	98 mg/dl
血糖數值	125 mg/dl	83 mg/dl

久美小姐

1週的TRY鍋

第1天
生薑豬肉鍋

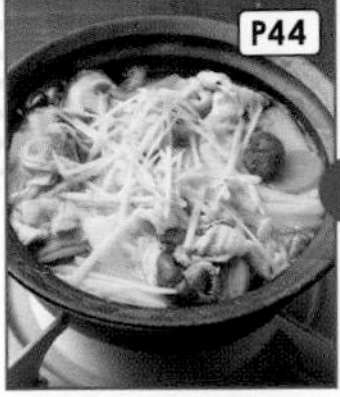

第2天
番茄鯖魚鍋

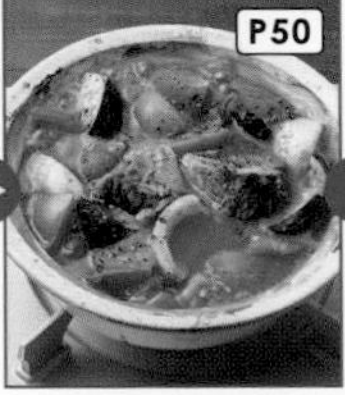

第3天
鯛魚豆腐鍋

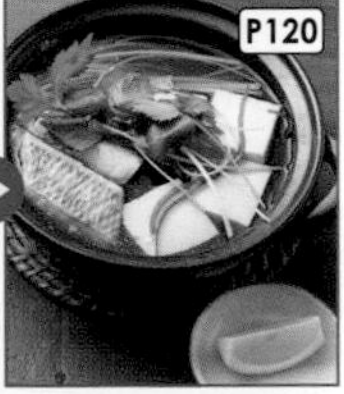

第4天
蕪菁蜆仔鹽味鍋

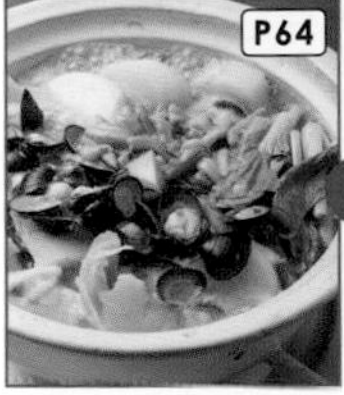

第5天
咖哩土陶鍋

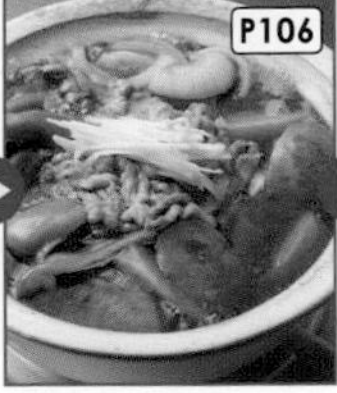

第6天
義式番茄風味鍋

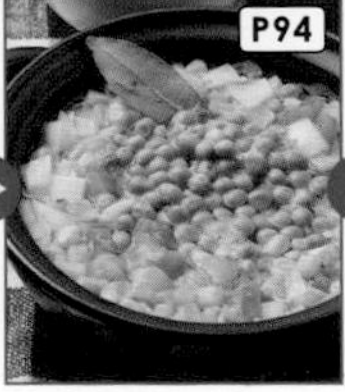

第7天
牛舌壽喜燒

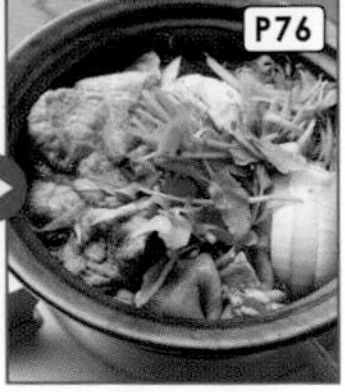

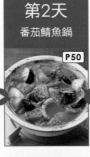

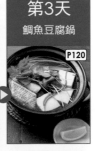

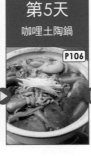

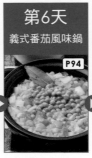

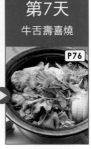

更多人的心得分享！

成功擺脫各種惱人的症狀！

藥膳鍋能為各個年齡層的人能帶來一定的效果。
不論是體內還是體外的症狀，都因此得到了改善。

不只體重下降，還減緩了腰痛。

多年來，我一直受腰痛所苦，藥膳鍋不只讓我的體重下降，腰痛也消失了！

59歲 男性

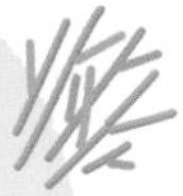

頑強的便祕問題，得到了明顯的改善。

藥膳鍋溫暖了我的胃，讓我每天早上都排便順暢。加入發酵食材的話效果還會更好。

48歲 女性

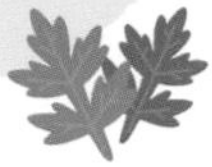

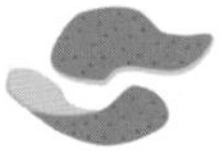

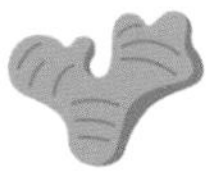

痘痘和粉刺消失了，皮膚變得更加透亮！

藥膳鍋能使我排汗，不僅改善了我的手腳冰冷，也解決了肌膚問題！

36歲 女性

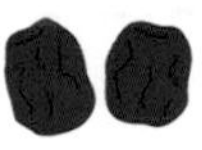

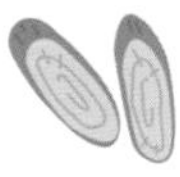

緩和心浮氣躁，消除失眠！

每天都會沒來由地感到煩躁不安，溫暖的藥膳鍋安撫了我的情緒，我也睡得更好了。

42歲 女性

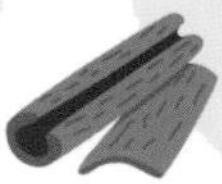

放鬆僵硬的肩頸，緩解頭痛。

我經常因為嚴重的肩頸痠痛而感到頭痛，這些症狀都得到了緩解。

32歲 男性

第2章

生草藥湯方便鍋

選用七種藥膳效果極佳的蔬菜，能夠嚐到原始風味的的藥膳鍋。一整鍋連湯都充滿蔬菜的效果與滋味，在享受美味的同時，還能越吃越健康。

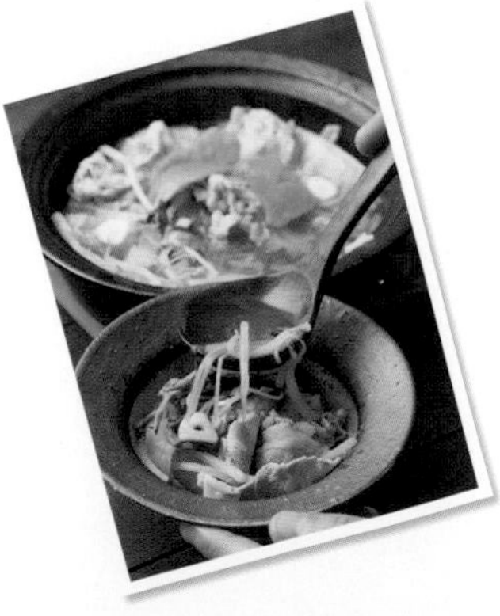

七種蔬菜藥材

許多一整年都買得到的蔬菜，皆具有非常好的藥膳功效，可以改善身心大小狀況。在這裡要特別介紹七種最強蔬菜，不僅能緩解各種不適，還可以為料理增添風味。

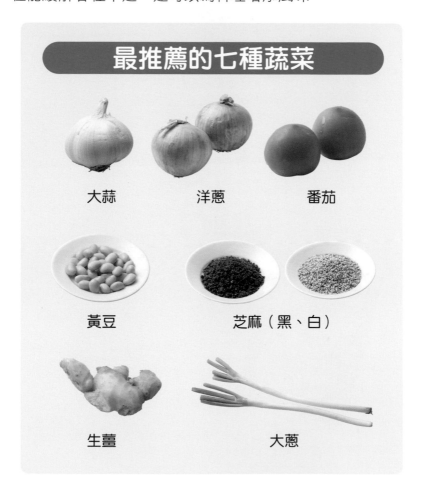

最推薦的七種蔬菜

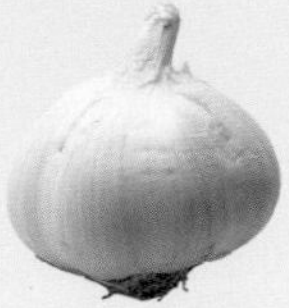

大蒜

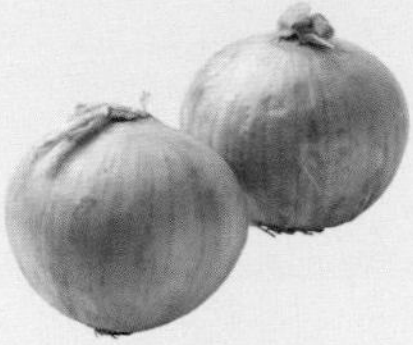

洋蔥

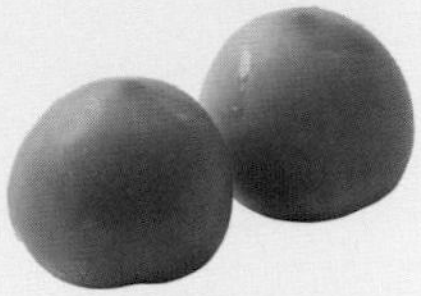

番茄

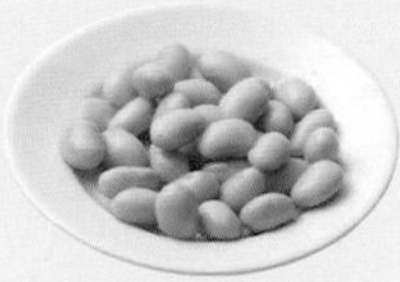

黃豆

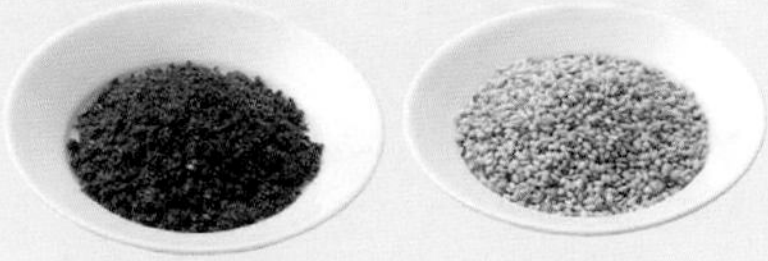

芝麻（黑、白）

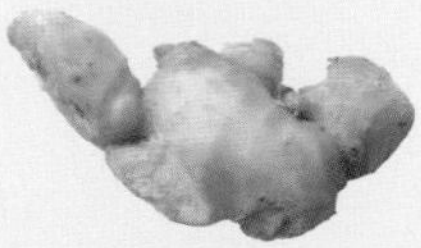

生薑

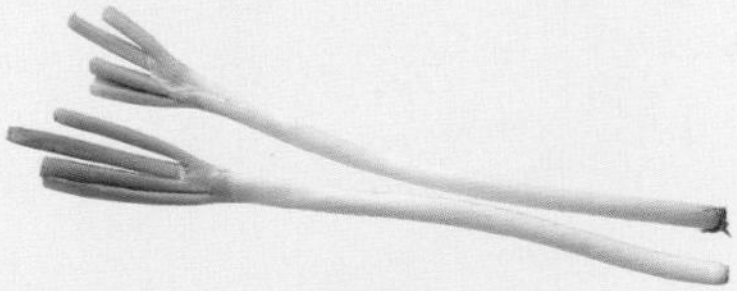

大蔥

各種風味的要素！

蔬菜類藥材中備受矚目、讓健康加倍的功效

整腸健胃

蔬菜類藥材有整腸健胃的功效。胃若變好了，將能緩解胃部不適、改善胃脹氣、增進食慾；而腸道若恢復正常運作，則能促進排便、提升免疫力、強化腦功能。

促進體液循環

人體中有血液、淋巴液等在全身流動，要是這些體液無法順暢流動，很容易造成心血管、內臟、肌肉不適，或讓新陳代謝變差，頭痛或肩頸痠痛也和循環不良有關，而蔬菜類藥材正好能促進體液循環。

強化黏膜

黏膜脆弱的話，會造成喉嚨、鼻子或支氣管發炎，很容易感冒。另外，皮膚乾燥、粗糙、過敏等問題也和黏膜有關，是養顏美容的大敵。蔬菜類藥材富含水分，多多攝取即可讓身體得到最天然的滋潤。

幫助排毒

蔬菜類藥材具有暖身、除熱、利尿排水的功效。排尿功能得到改善的話，不僅能消除水腫，還能緩解疲勞。而老廢物質一旦排出了，也可以達到減重的效果。

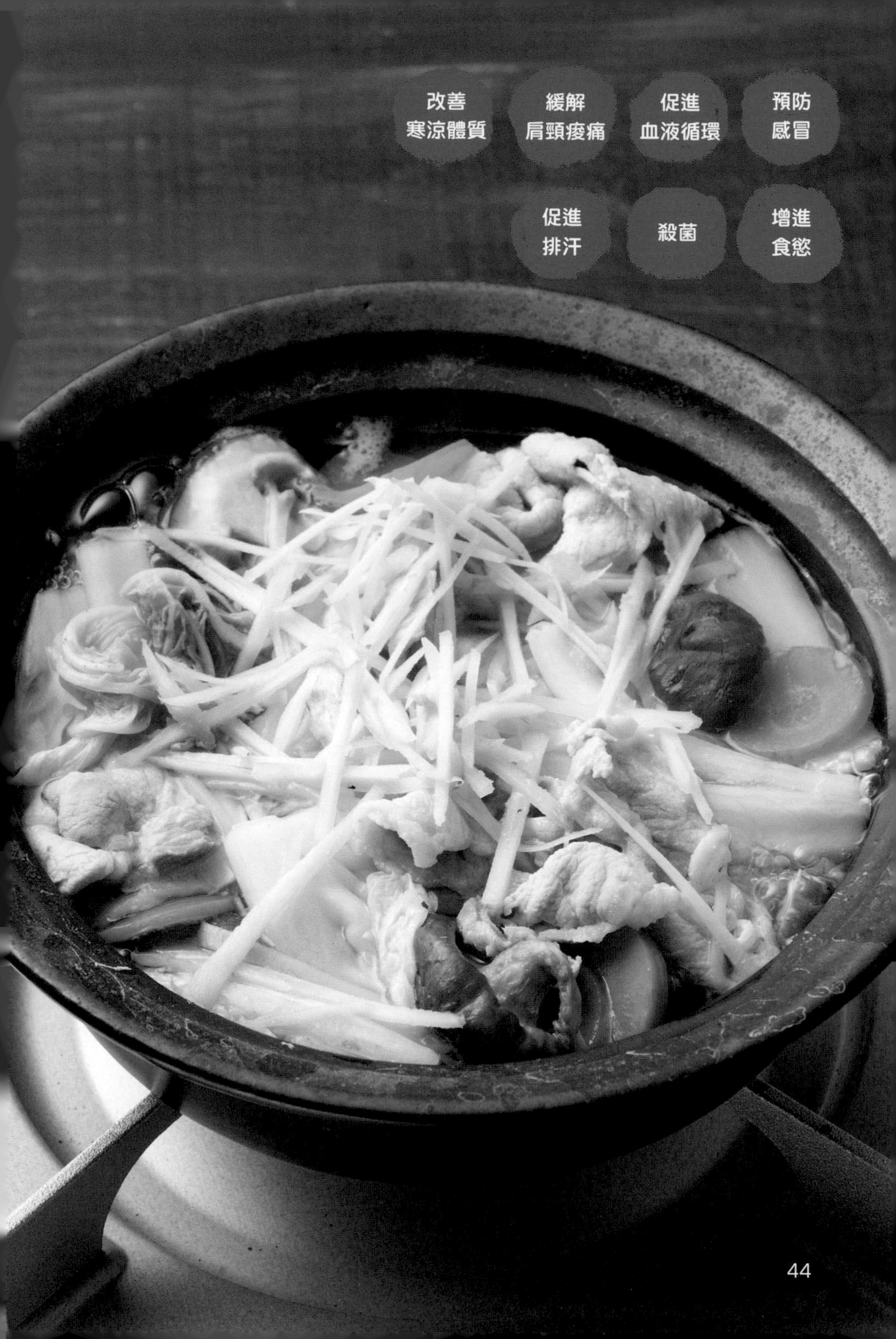
改善
寒涼體質
緩解
肩頸痠痛
促進
血液循環
預防
感冒
促進
排汗
殺菌
增進
食慾

生薑 的藥膳功效

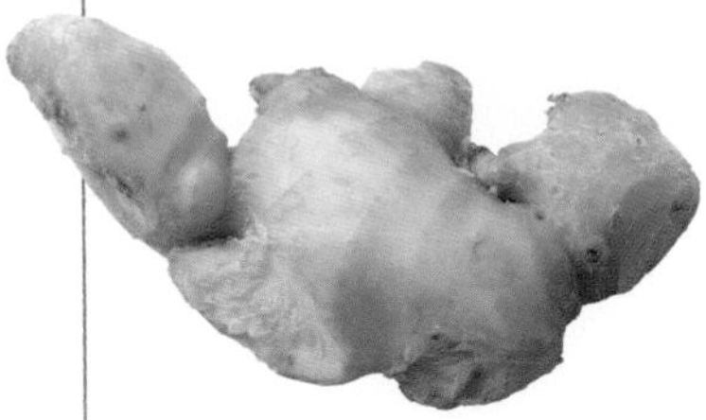

既可暖身又能清熱，是維持健康必備的根莖類蔬菜。

生薑具有排出身體老廢物質、淨化體內環境、暖身的功效，也有助提升新陳代謝，達到緩解手腳冰冷、肩頸痠痛、感冒等症狀，以及清熱的作用。烹煮過的生薑效果更好，能讓身體從裡到外都暖和起來，而腸胃變暖了，就能發揮整腸健胃、增進食慾、促進消化、預防食物中毒的力量。

加了豬肉與白菜，讓身體暖呼呼的風味鍋。

生薑豬肉鍋

材料（1人份）

生薑…50g
白菜…200g
紅蘿蔔…50g
香菇…3朵
豬肉片…100g
水…300cc
鹽…1小匙

作法

1 將生薑切絲、白菜切大塊、紅蘿蔔切薄片、香菇對半切成一口大小。

2 將水及*1*的白菜、紅蘿蔔放入鍋中燉煮，煮沸後加入香菇、豬肉片、鹽，接著進行調味，最後再放上生薑。

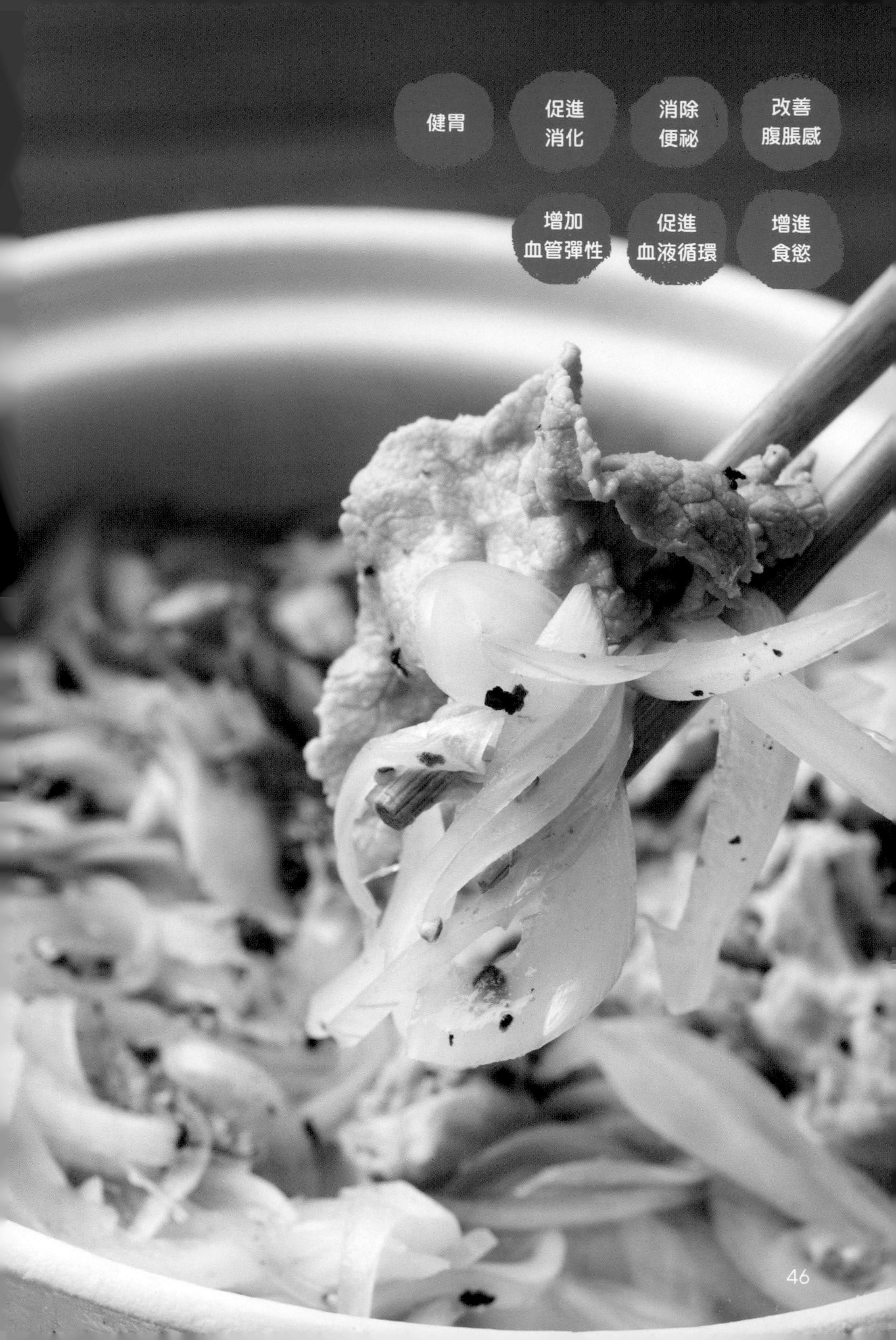
健胃
促進消化
消除便祕
改善腹脹感
增加血管彈性
促進血液循環
增進食慾

洋蔥 的藥膳功效

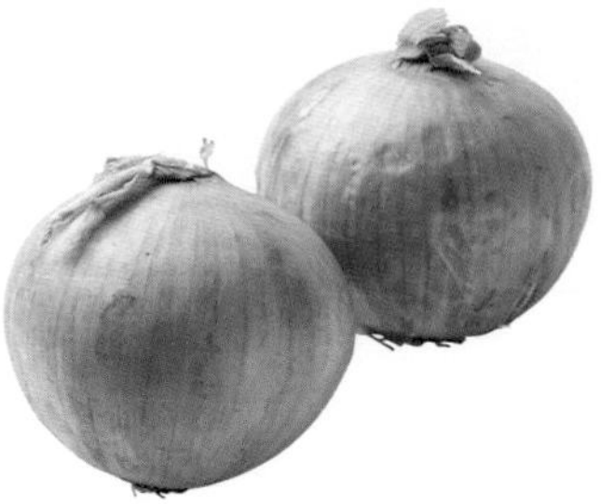

整腸健胃並維持心血管健康。

洋蔥具有維持腸胃道正常運作、促進消化、緩解胃痛、調整消化器官的作用，能夠幫助排氣、改善腹脹或便祕。洋蔥對於心血管健康也有非常好的效果，血液循環改善了，就能緩解流鼻血、異常出血或皮下出血等症狀。此外，據説洋蔥皮可以預防文明病、促進腸道蠕動，讓我們拭目以待吧。

加了能整腸健胃的牛肉，風味溫和甘甜的鍋物。

洋蔥舞茸牛肉鍋

材料（1人份）

洋蔥皮…半顆的量
洋蔥…150g
舞茸…100g
水…200cc
A 蜂蜜…1大匙
A 鹽…2/3小匙
牛肉…100g
黑胡椒…少許

作法

1 洋蔥對半切以後，先取半顆洋蔥皮，再把洋蔥切薄片，並將舞茸剝成適當大小。

2 將水及 1 的半顆洋蔥皮放入鍋中煮，煮沸後將洋蔥皮取出。接著將 A、洋蔥、舞茸下鍋烹煮。

3 將牛肉放入 2 燙熟，最後再撒上黑胡椒。

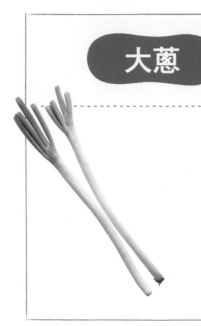

大蔥 的藥膳功效

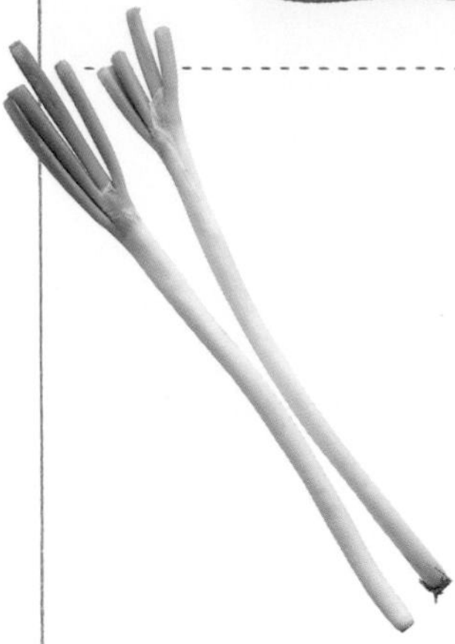

感冒初期想讓焦躁的心平靜下來時的最佳選擇。

大蔥具有暖身、提升血液循環、鎮靜安寧的效果，還能促進排汗，達到退燒、舒緩鼻子及喉嚨發炎、緩解感冒初期症狀的作用。腸胃變暖了，再加上大蔥的排毒功能，就能有效緩解腹痛。此外，和蔥白相比，蔥綠富含ß-胡蘿蔔素，可強化黏膜，具有更強大的功效。

加了味噌與能養顏美容的牡蠣，暖呼呼的美味。

大蔥牡蠣鍋

材料（1人份）

大蔥…200g
牛蒡…50g
蒟蒻…50g
牡蠣…100g
A
- 味噌…2大匙多一點
- 米酒…2大匙
- 蜂蜜…1大匙
- 水…300cc

七味粉…適量（依個人喜好）

作法

1 將大蔥斜切薄片，牛蒡洗淨後削成薄片，蒟蒻也切成薄片。

2 牡蠣用水清洗乾淨後，除去多餘水分。

3 將A及處理過的牛蒡、蒟蒻放入鍋中後開火，水滾後將大蔥、牡蠣加進去煮，最後再依個人喜好撒上七味粉。

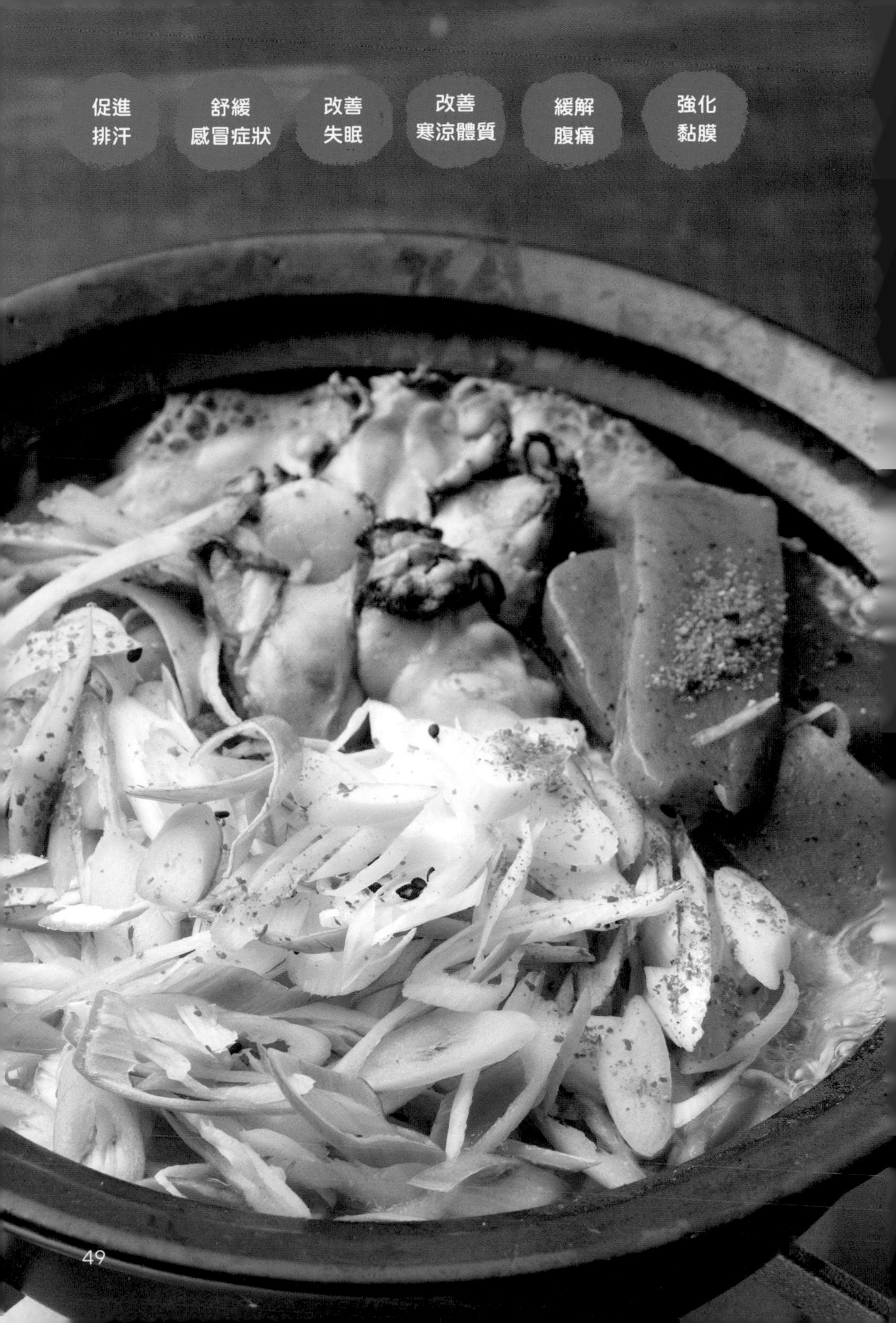
促進
排汗
舒緩
感冒症狀
改善
失眠
改善
寒涼體質
緩解
腹痛
強化
黏膜

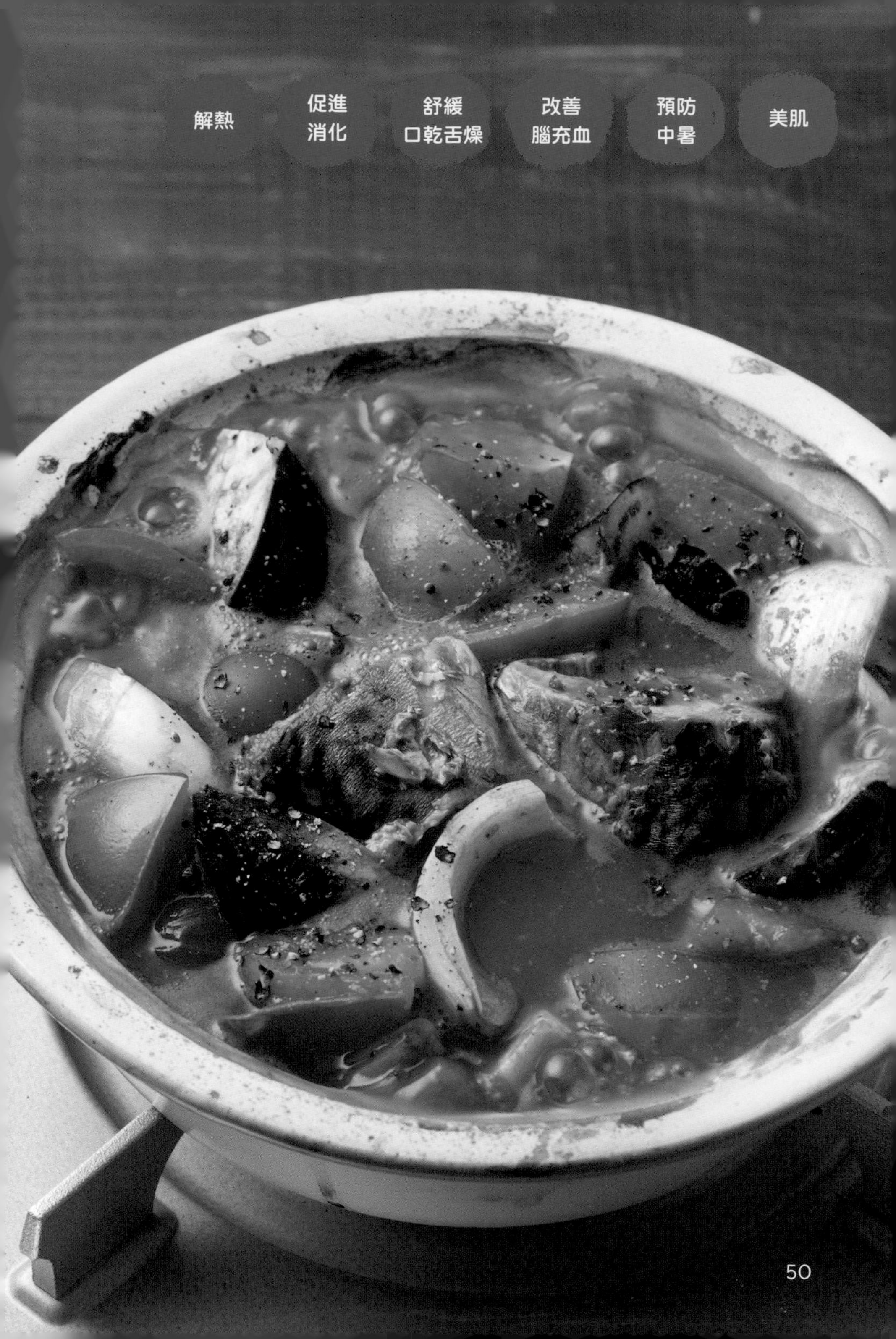
解熱
促進消化
舒緩口乾舌燥
改善腦充血
預防中暑
美肌

番茄 的藥膳功效

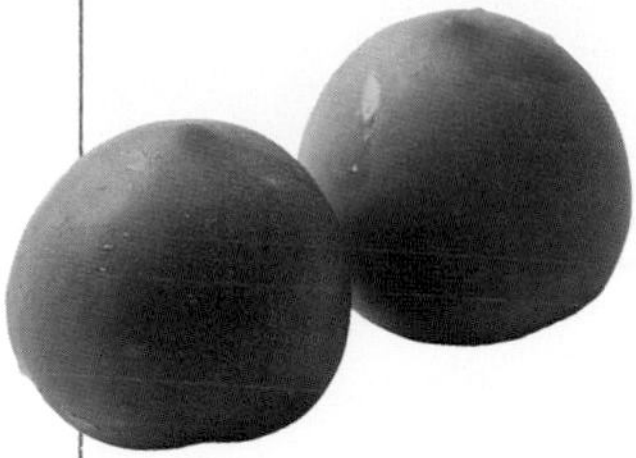

能夠排除體內餘熱、緩解腸胃不適。

番茄是夏季蔬果，可以幫助排除體內多餘的熱氣、舒緩口渴及身體缺水，對於腦充血、中暑也具有相當的療效。此外，還能改善腸胃機能、促進消化、緩解胃脹及食慾不振，對於異常的打嗝及噁心嘔吐也有一定的抑制作用。番茄加熱後仍然有相同的功效，不過請特別注意，甜度很高的品種比較不適合當成藥膳使用。

一整年都可以製作的美味鍋物，
使用罐頭食材就能完成是最大的魅力！

番茄鯖魚鍋

材料（1人份）

番茄…1顆
洋蔥…半顆
茄子…1條
小番茄…10顆
水煮鯖魚（罐頭）…200g
番茄汁（無鹽、無添加）…300cc
A 鹽…1小匙少一點
A 胡椒…少許
橄欖油…適量（依個人喜好）

作法

1. 番茄及洋蔥切成一口大小，茄子隨意切塊，小番茄去除蒂頭。
2. 將1、鯖魚罐頭（含湯汁）、番茄汁加入鍋中後，撒進A。
3. 用中火慢煮7～8分鐘，最後再依個人喜好加入橄欖油。

大蒜 的藥膳功效

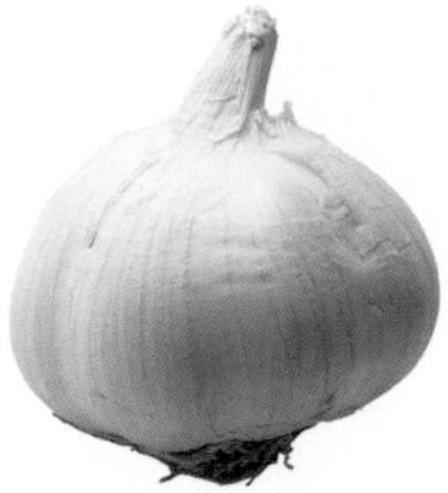

精力的泉源，有效促進消化及血液循環！

大蒜具有溫暖並調節腸胃道、改善腹瀉、促進血液循環、緩解因受寒而引起的濃痰或咳嗽、抗發炎等功效。此外，大蒜還能強身健體、消除疲勞、活化腦部機能。不過請注意，如果生吃太多大蒜可能會造成身體燥熱。

白菜和橘子皮也能發揮藥膳的暖身效果。

蒜香豚汁風味鍋

材料（1人份）

大蒜…3瓣
白菜…150g
豆苗…50g
豆芽菜…100g
豬五花肉片…100g
水…300cc
鹽…1小匙少一點
橘子皮…1顆

作法

1. 大蒜切薄片，白菜切大塊，豆苗切段。豆芽菜用水洗淨後，去除多餘水分。
2. 將 *1* 的白菜、豆芽菜及豬肉放入鍋中後，放上大蒜。接著，依序加入水、鹽、撕成小塊的橘子皮後開火慢煮。最後再放上豆苗稍微燙熟即可。

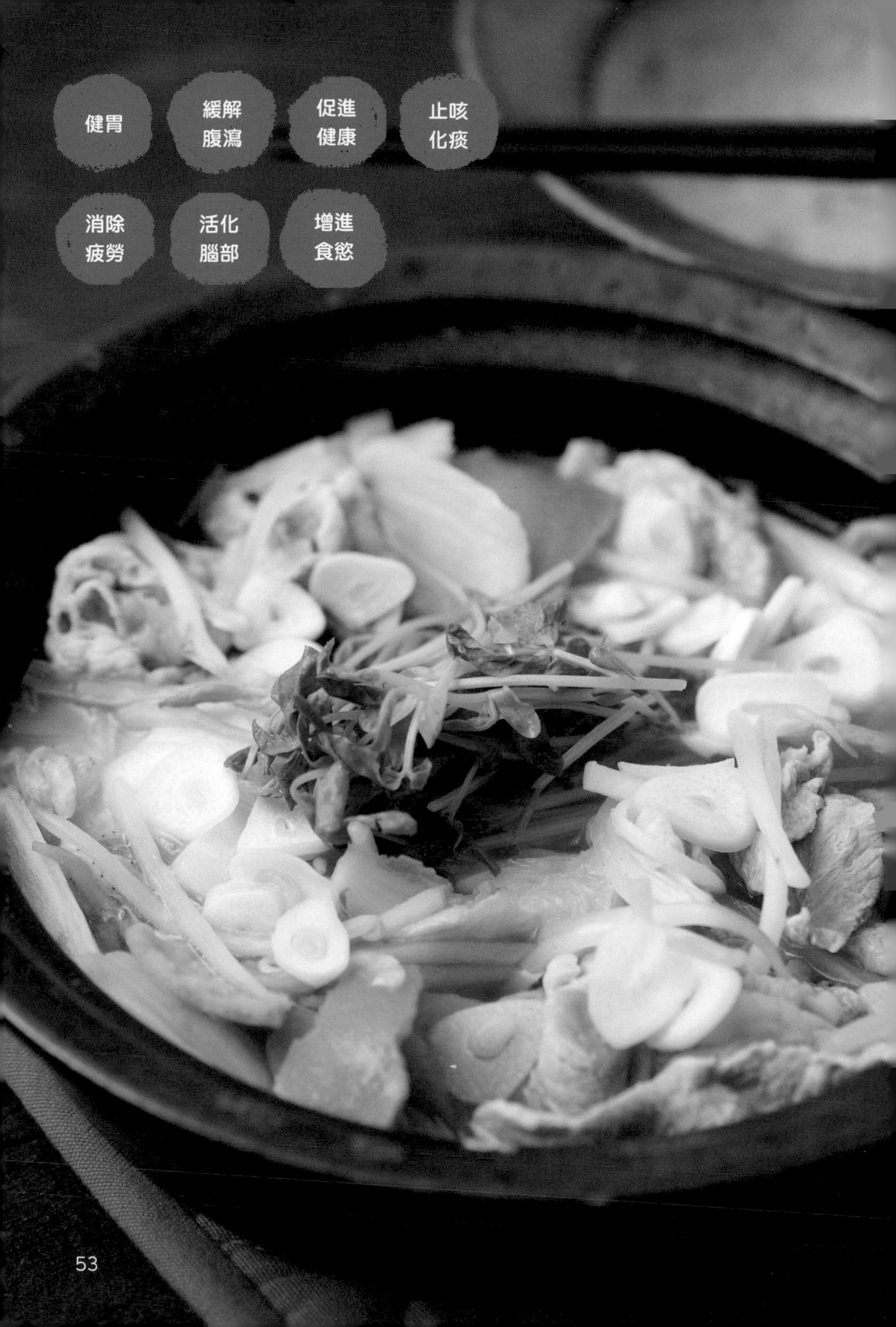
健胃
緩解腹瀉
促進健康
止咳化痰
消除疲勞
活化腦部
增進食慾

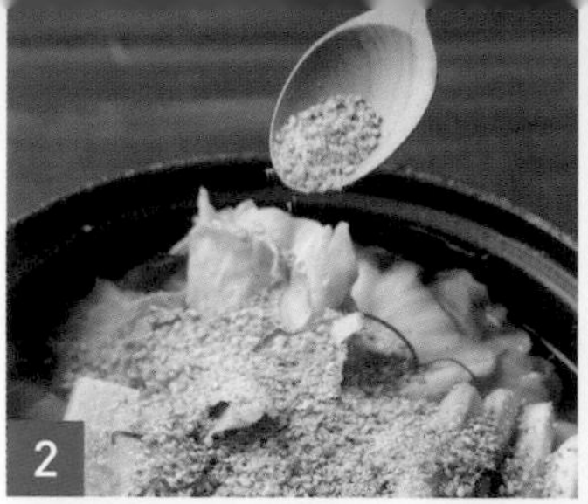
2

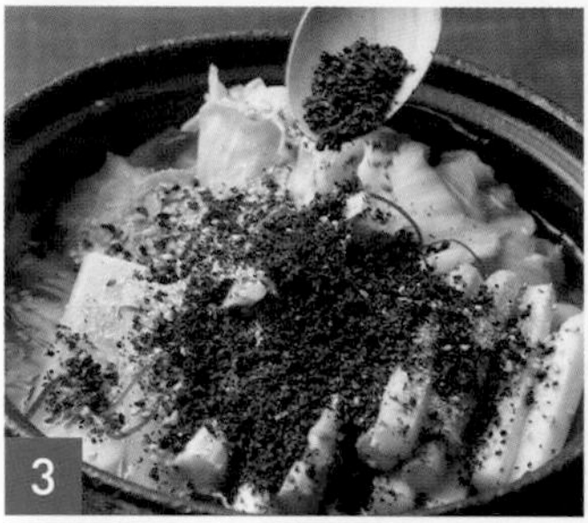
3

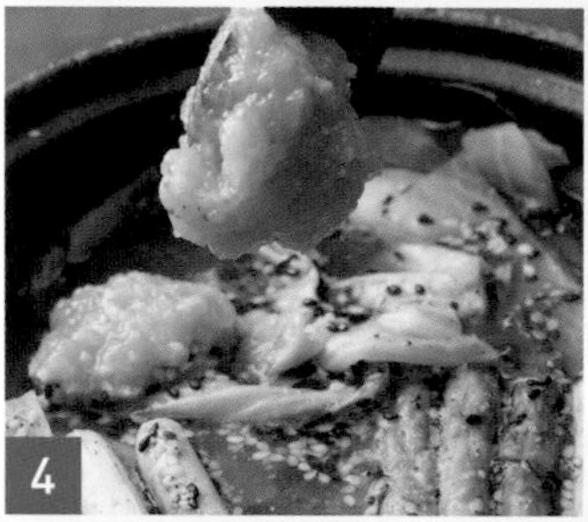
4

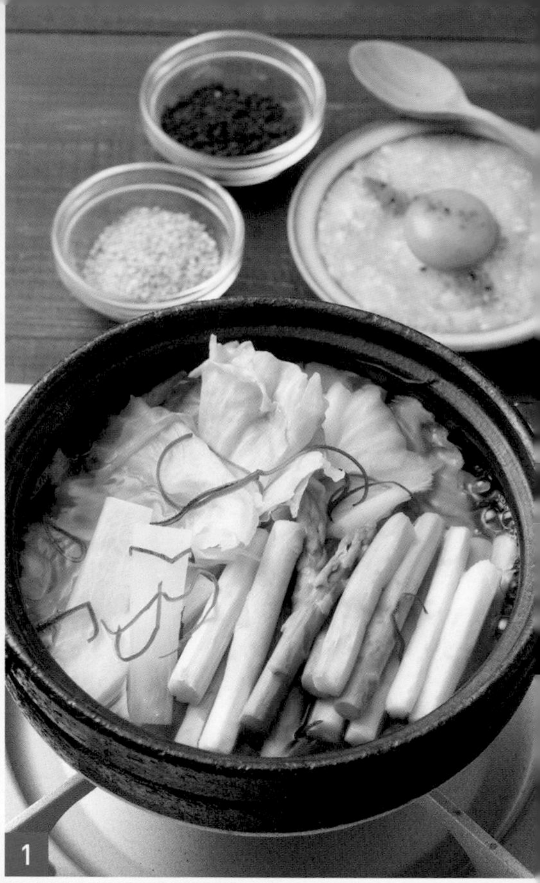
1

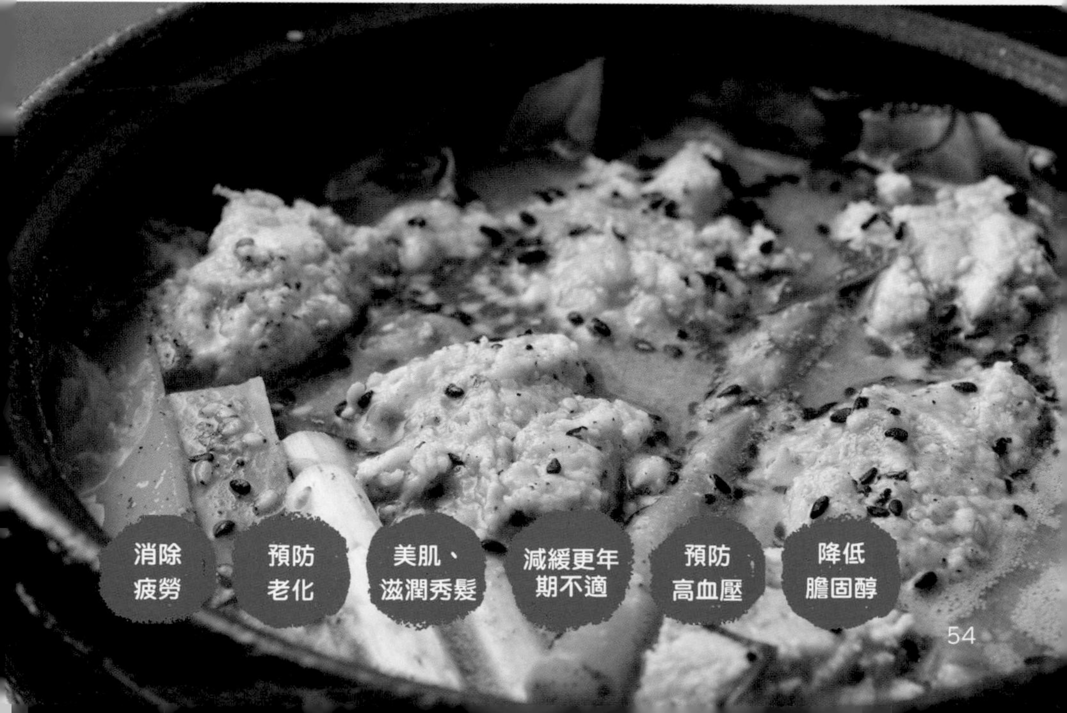
消除
疲勞
預防
老化
美肌、
滋潤秀髮
減緩更年
期不適
預防
高血壓
降低
膽固醇

芝麻 的藥膳功效

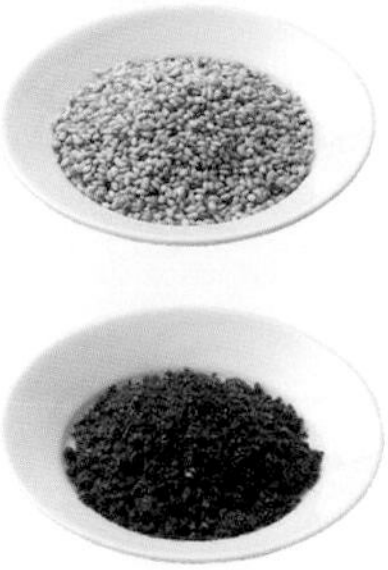

預防老化、幫助身體除鏽，小小粒卻能使人精力充沛。

芝麻具有滋陰補陽、強身健體、活化造血功能的作用。在滋潤身體的同時，也可以消除疲勞、抗老化、美肌、滋潤秀髮。此外，芝麻還有抗氧化、降血壓、降低惡性膽固醇的效果。

撒入滿滿芝麻，兼具驚人藥效及美味。

芝麻雞肉丸子鍋

材料（1人份）

高麗菜…200g
白蘿蔔…50g
綠蘆筍…100g
雞絞肉…100g
鹽…少許
七味粉…適量
蛋黃…1顆
海帶絲…2g
A 酒…2大匙
A 鹽…1小匙
A 水…300cc
磨碎的白芝麻…2大匙
磨碎的黑芝麻…2大匙

作法

1 將高麗菜切大塊，蘿蔔切成短條狀，綠蘆筍切成方便食用的大小。

2 雞絞肉加入少許的鹽拌勻後移至盤子中，放上蛋黃，並撒上七味粉。

3 先將海帶絲及A放入鍋中，再加入1的高麗菜、白蘿蔔並開火，煮滾後放入綠蘆筍，再把芝麻一口氣撒進去。

4 用湯匙將2攪拌均勻後，分好幾球放入鍋中，煮至熟透後即可享用。

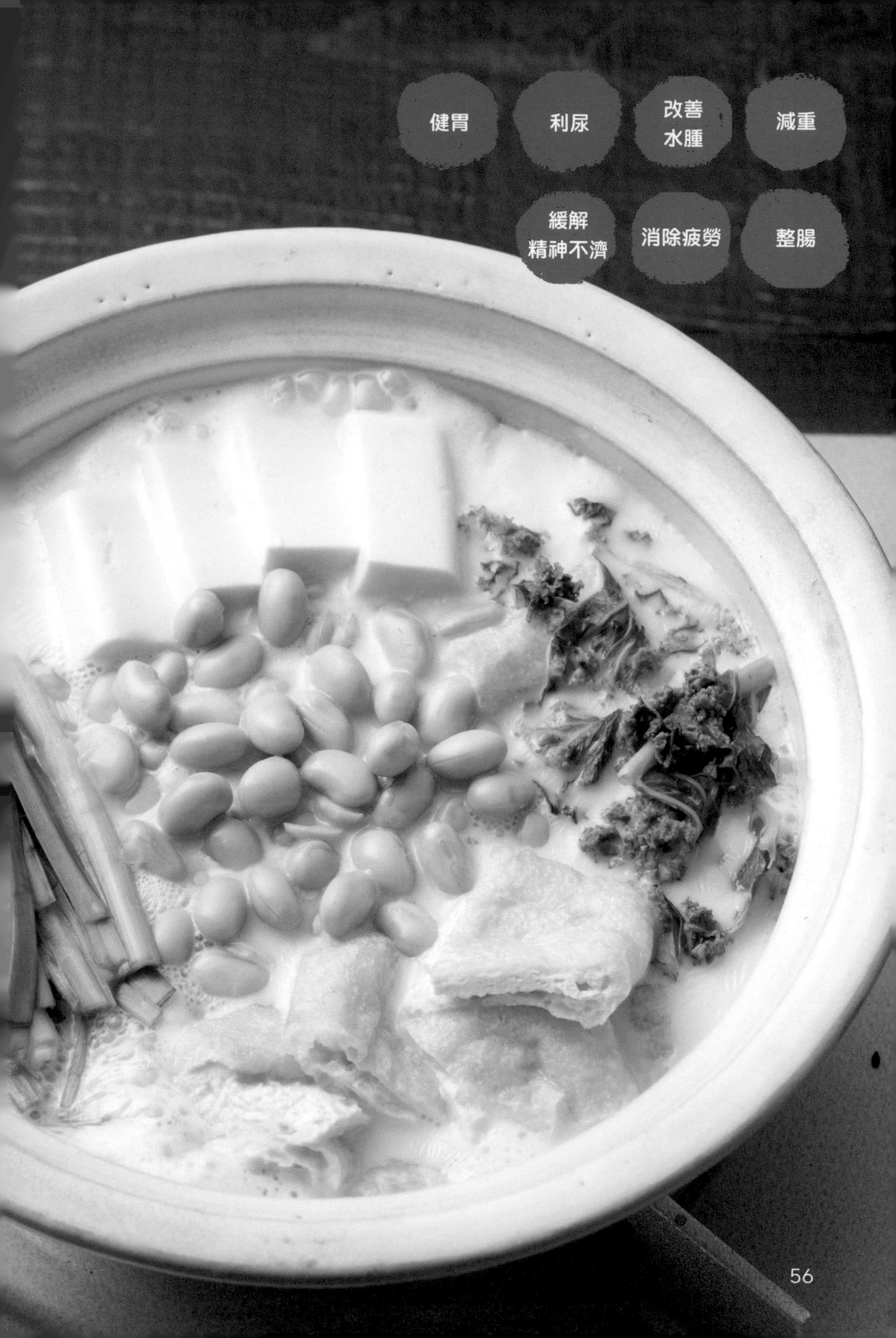
健胃
利尿
改善
水腫
減重
緩解
精神不濟
消除疲勞
整腸

黃豆 的藥膳功效

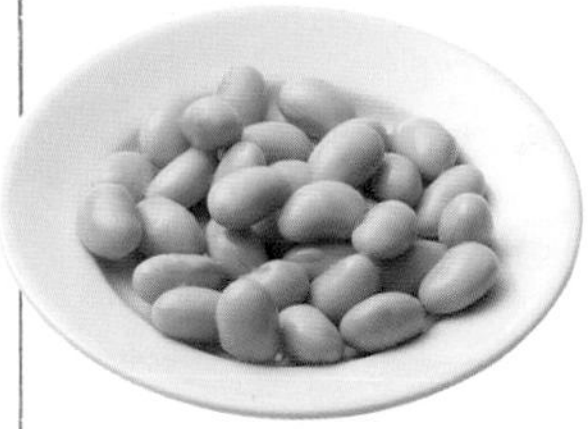

有助排出多餘的水分，讓身體變得更自在輕盈！

黃豆既能活化腸胃機能、調節消化吸收功能，還可以促進血液及水分循環，達到利尿及排除身體多餘水分的效果，不只能消水腫、改善疲勞，對減重也有一定作用。

可透過黃豆、豆腐、油豆皮、豆漿富含之水分排毒的鍋品。

黃豆全餐韭菜鍋

材料（1人份）

嫩豆腐…100g
韭菜…100g
羽衣甘藍…50g
油豆皮…20g（1片）
水…200cc
水煮黃豆…100g
鹽…1小匙少一點
豆漿…150cc

作法

1 將豆腐切成一口大小，把韭菜和羽衣甘藍切段。

2 油豆皮用廚房紙巾包覆，從兩端捲起將油逼出後，切成3cm大小。

3 將水、1、黃豆、鹽放入鍋中煮熟。接著倒入豆漿及2再稍微加熱即可享用。

column

如何挑選個人鍋的鍋具

最推薦的鍋具

鍋物是一種能夠配合人數調整鍋內食材的料理，在這裡要與讀者分享挑選個人鍋具的方法。

鍋具的材質

個人鍋的特色就是，通常都會在廚房煮好後整鍋端到餐桌上享用，所以材質方面建議選擇加熱後不容易冷卻的陶鍋。

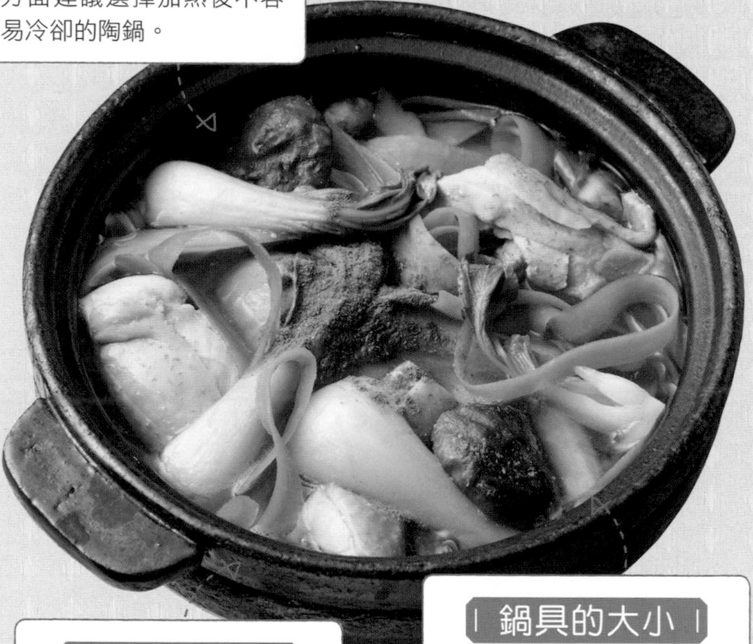

鍋具的保養

將清洗過的鍋具用抹布擦乾，不蓋蓋子用小火乾燒15秒後，置於陰涼處乾燥即可。請注意，鍋子不好好晾乾的話，很容易發霉或破損。

鍋具的大小

雖然市面上也有單人份的迷你鍋具，不過，若想要1～2人食用，又會加入大量蔬菜的話，直徑18cm左右、容量約900cc的鍋具是最佳選擇。

第3章

結合藥膳食材的美味綜合鍋

鍋物最大的魅力，就是可以將肉類、海鮮、大量蔬菜等所有食材一起放入鍋中烹煮與享用。若能進一步將擁有出色藥膳功效的食材混搭在一起，會對健康更有幫助。

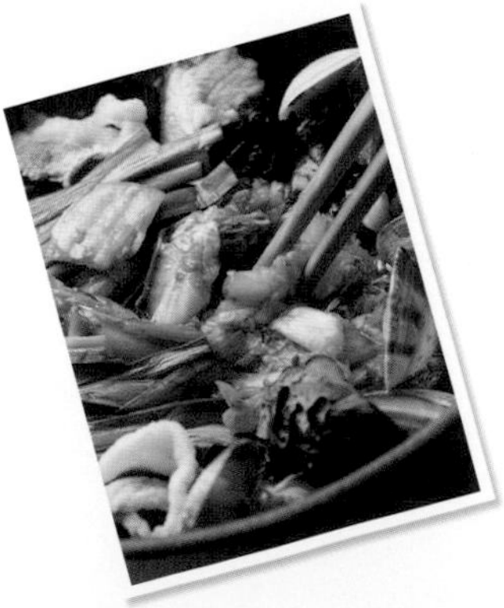

美味食材的組合方法

最理想的養生藥膳鍋，應該要「能帶來效果又很好吃！」，而將各種鮮味結合在一起正是美味的關鍵。這些鮮味來自於蔬菜與肉類中豐富的麩胺酸、海鮮及肉類中的大量肌苷酸、乾香菇中的鳥苷酸，以及貝類特有的琥珀酸。只要運用巧思，任意地組合並堆疊風味，就能變出超美味鍋物。

讓藥膳兼具效果與美味，且更容易被人體吸收

基底為 蛋白質 ＋ 蔬菜 ＋ 發酵食品

將美味成分堆疊起來添加進去

把可以從蛋白質及蔬菜等食材中攝取到的麩胺酸、肌苷酸、鳥苷酸、琥珀酸等加以組合。

加入發酵食品或乾貨

不論是發酵食品或乾貨，都經過了熟成或脫水作用，將鮮味鎖在其中，因此能更有效地攝取到食材的功效。

[具有藥膳功效的發酵食品及乾貨]

海鮮類發酵食品

將海鮮類用麴菌或鹽分醃漬，在脫除水分的過程中，其中的微生物會起作用，達到熟成效果，並隨著時間產生獨特的風味。直接享用就非常美味，也能用來代替高湯。

代表食材

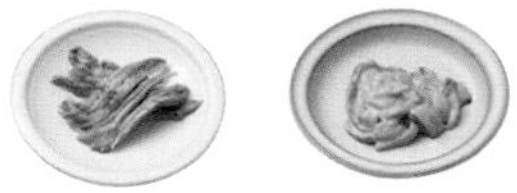

鯷魚　鹽辛（鹽醃海鮮及其內臟）

醃漬食品

發酵食品非常適合日本人的腸道環境。食材經過米糠或乳酸菌的發酵作用後，會生成酸味或甜味等風味。好好搭配使用發酵食品，就能讓美味更上層樓。

代表食材

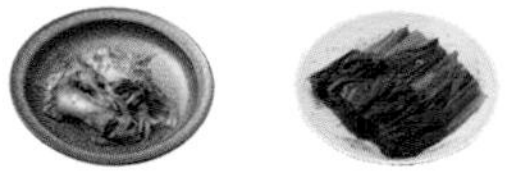

泡菜　醃芥菜

發酵調味料

調味料中也有許多發酵食品，最常見的有用米或水果等發酵製成的醋，以大豆為原料的醬油、味噌、韓式辣椒醬，以及小魚經過發酵後釀造的魚露等。

代表食材

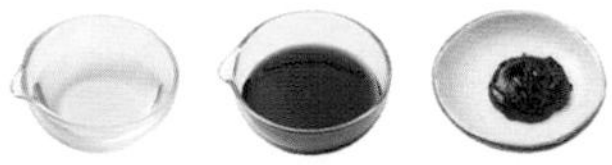

醋　醬油　韓式辣椒醬

蘊藏美味的乾貨

乾貨分成兩大類，分別是以蔬菜、海藻、水果等為主的植物類，以及海鮮、肉類等為主的動物類。其實早在很久之前，乾貨就常常被當成中藥材使用。因為保存便利，可以依照身體狀況多加利用。

代表食材

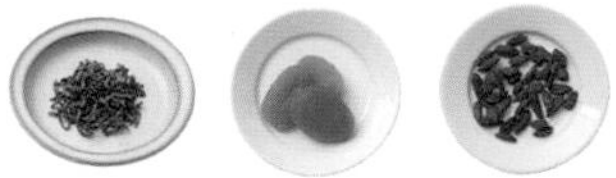

鹽昆布　杏桃乾　枸杞

利用泡菜的酸味、甜味、鹽分，
以及蛤蠣與蔬菜的鮮甜，創造出富含層次的美味。

韓式蛤蠣豬肉鍋

材料（1人份）

白菜泡菜…50g
韭菜…100g
蛤蠣…100g
豬肉片…50g
木耳（用水泡開的）…50g

A
- 鹽…1/2小匙多一點
- 胡椒…少許
- 水…300cc

作法

1. 將泡菜切成方便食用的大小，韭菜切段。
2. 將蛤蠣的外殼擦拭清潔後用水洗淨。
3. 將A及2倒進鍋中煮沸至蛤蠣殼打開後，把豬肉和木耳下鍋煮熟。加入1後關火，仔細拌勻後即可享用。

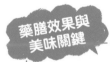

藥膳效果與美味關鍵

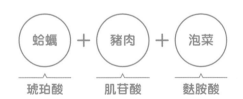

蛤蠣 ＋ 豬肉 ＋ 泡菜

琥珀酸　肌苷酸　麩胺酸

蛤蠣、白菜泡菜、木耳有助排除身體餘熱，並舒緩心浮氣躁、精神緊張等狀況。這道鍋品不僅能促進排尿，消除水腫與倦怠感，還可加強消化吸收功能，對改善食慾不振與消化不良非常有效。而木耳、韭菜、豬肉的組合，會促進造血功能與淨化血液，對預防高血壓及動脈硬化等有一定的效果。

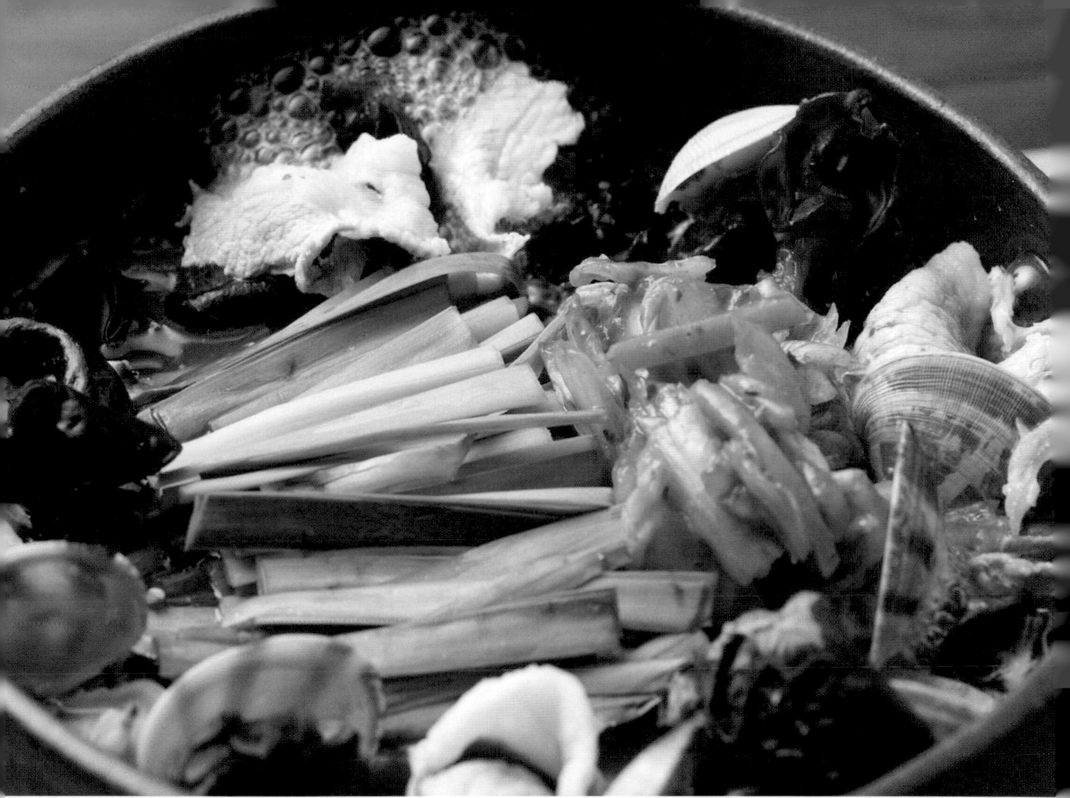

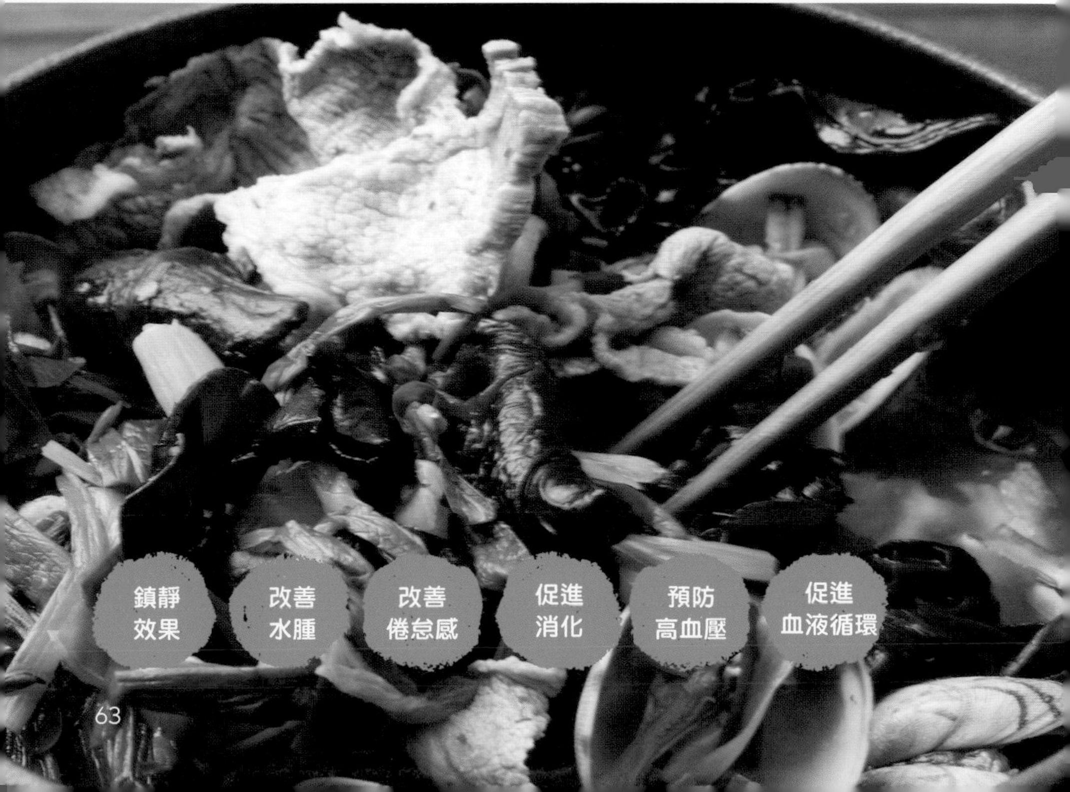
鎮靜
效果
改善
水腫
改善
倦怠感
促進
消化
預防
高血壓
促進
血液循環

蕪菁葉與白花椰共同創造出層次豐富的美味。

蕪菁蜆仔鹽味鍋

材料（1人份）

蜆仔…100g
白花椰…100g
蕪菁（帶葉子的）…2顆
水…300cc
烏賊鹽辛…50g
鹽…1/2小匙

作法

1 將蜆仔的外殼擦拭清潔後用水洗淨。

2 將白花椰分為小朵，切成厚度約1cm的大小。蕪菁切成6等分圓弧塊狀，蕪菁葉切段。

3 將水、1、2 放入鍋中，開火煮沸後，加入烏賊鹽辛和鹽拌勻即可。

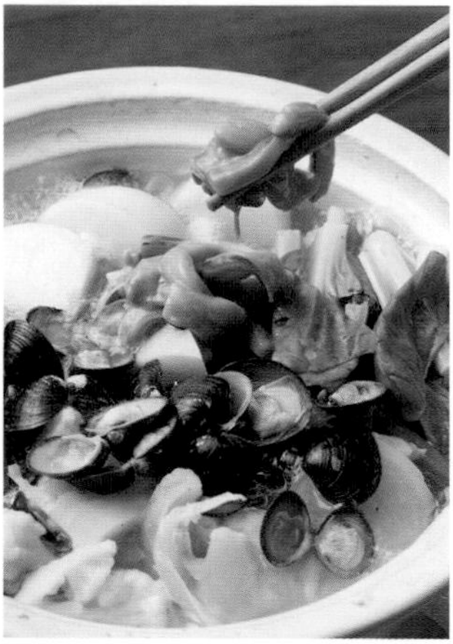

藥膳效果與美味關鍵

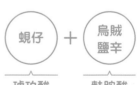

蜆仔 ＋ 烏賊鹽辛

琥珀酸　麩胺酸

蜆仔能促進水分代謝，幫助身體排毒，也能提升消化吸收與肝功能。烏賊則有助提高新陳代謝，進而消除疲勞與預防老化，還可以補血並改善貧血及月經失調等症狀。

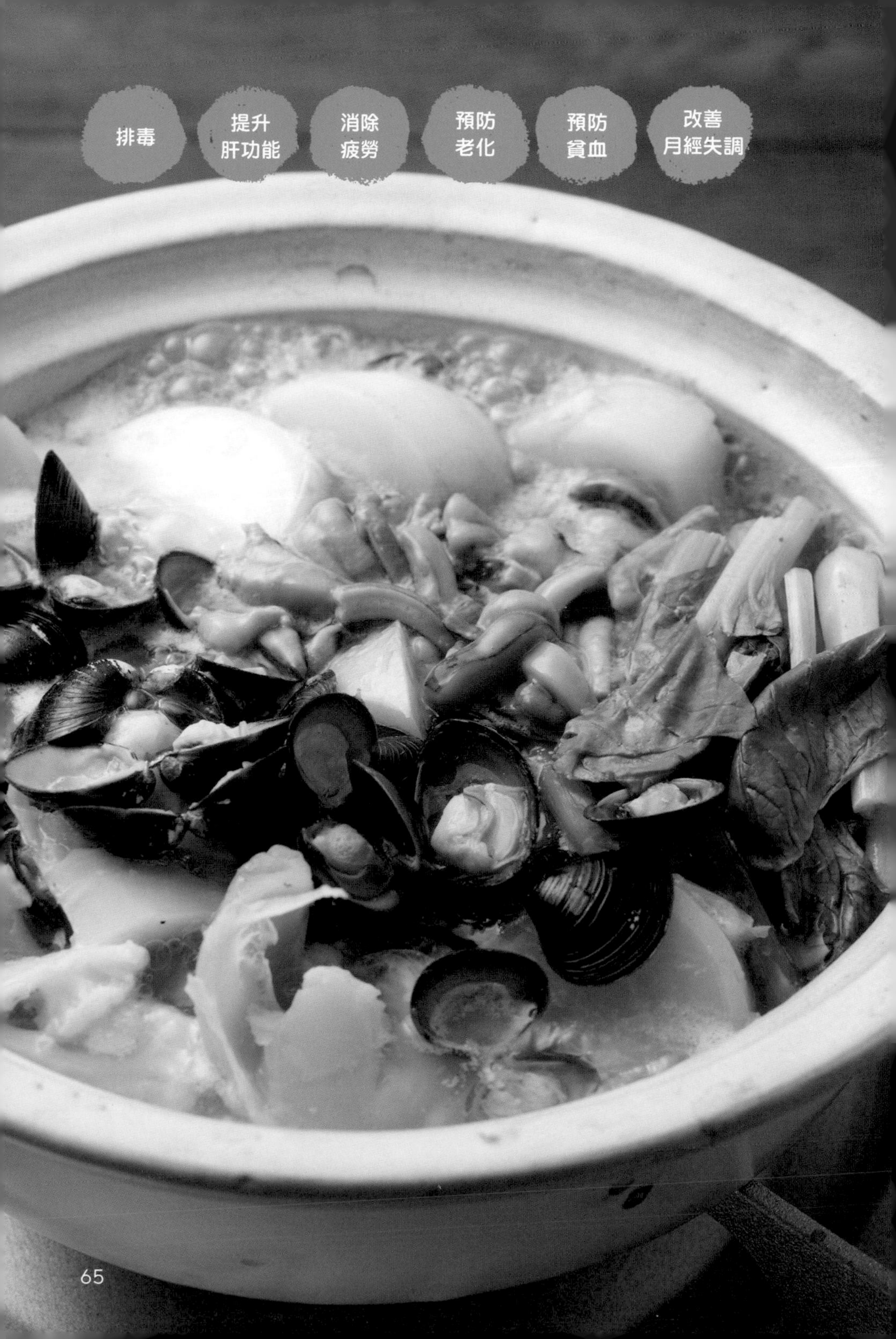
排毒
提升肝功能
消除疲勞
預防老化
預防貧血
改善月經失調

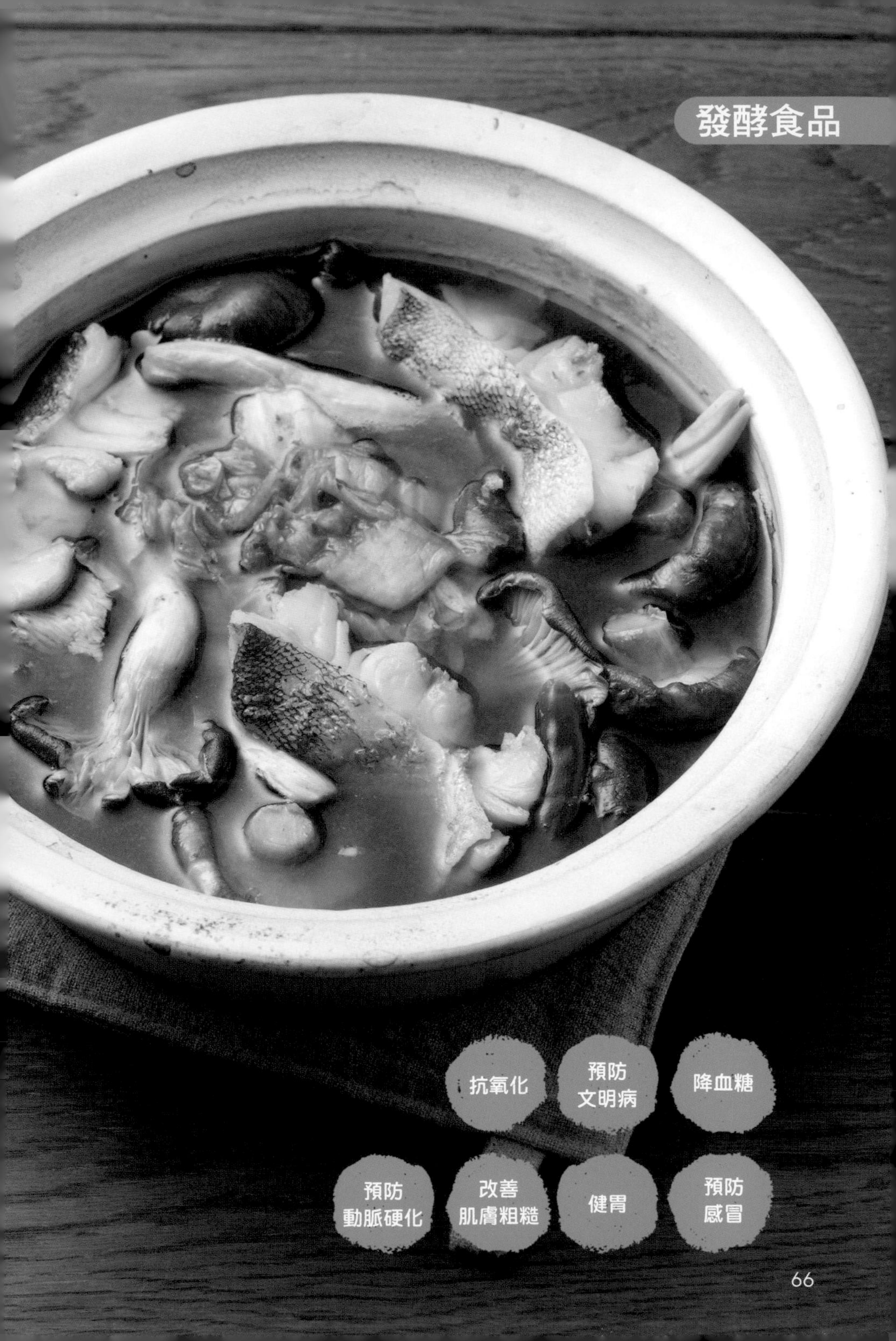

發酵食品

抗氧化

預防
文明病

降血糖

預防
動脈硬化

改善
肌膚粗糙

健胃

預防
感冒

在經典的韓式辣味鍋中加入鮮菇與白菜，
就能大大提升美味及飽足感。

鱈魚鮮菇泡菜鍋

材料（1人份）

鱈魚…1片
秀珍菇…100g
香菇…3朵
白菜泡菜…50g
A
- 辣椒…1根
- 醬油…1½大匙
- 水…300cc

作法

1 將鱈魚切成3等分，秀珍菇切除根部沾有塵土的部分後剝成適當大小，香菇則去除蒂頭。

2 將白菜泡菜切成適當大小。

3 將A放入鍋中煮沸後，再將1加進鍋中煮熟，最後放入2稍微煮過即可享用。

藥膳效果與美味關鍵

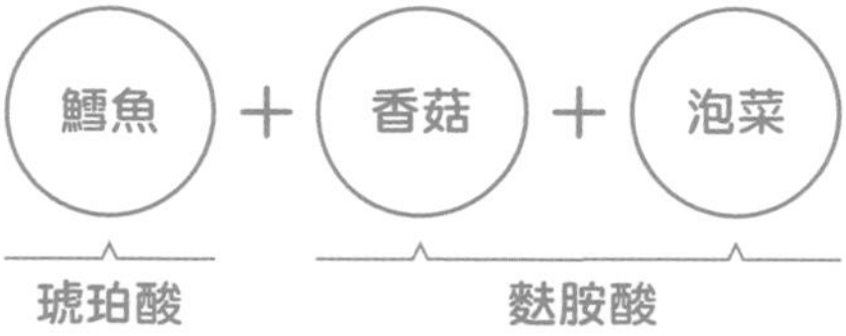

鱈魚是高蛋白低脂肪的白肉魚，不僅能穩定血糖、改善動脈硬化等文明病，對於強化黏膜、預防肌膚粗糙也很有效。鮮香菇則能整腸並發揮增進食慾、改善胃脹氣的作用。

在溫牛奶中涮過的生火腿，是口感鮮甜的極品美食。

油漬鯷魚風味生火腿涮涮鍋

材料（1人份）

生火腿…50g
蘿美生菜或萵苣
屬類生菜…200g
蓮藕…100g
油漬鯷魚…2片

A
- 牛奶…150cc
- 水…150cc
- 鹽…1/2小匙
- 胡椒…少許

作法

1 將生火腿分成一片一片，葉菜類撕成大片，蓮藕去皮切薄片。

2 將鯷魚敲成細碎狀。

3 將A及2倒入鍋中用小火慢煮，煮沸後即可將1的食材下鍋涮成想要的熟度。

4 請一邊喝湯一邊享用美味食材。

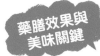

藥膳效果與美味關鍵

生火腿 ＋ 油漬鯷魚 ＋ 牛奶

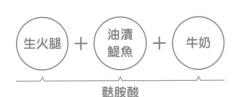

麩胺酸

經過發酵的油漬鯷魚具有促進血液循環、活化腸胃的效果。豬肉和蓮藕能夠滋潤身體、緩解喉嚨發炎、止咳化痰、促進血液循環、整腸。牛乳及萵苣屬類生菜則可以預防動脈硬化、血栓、骨質疏鬆症。

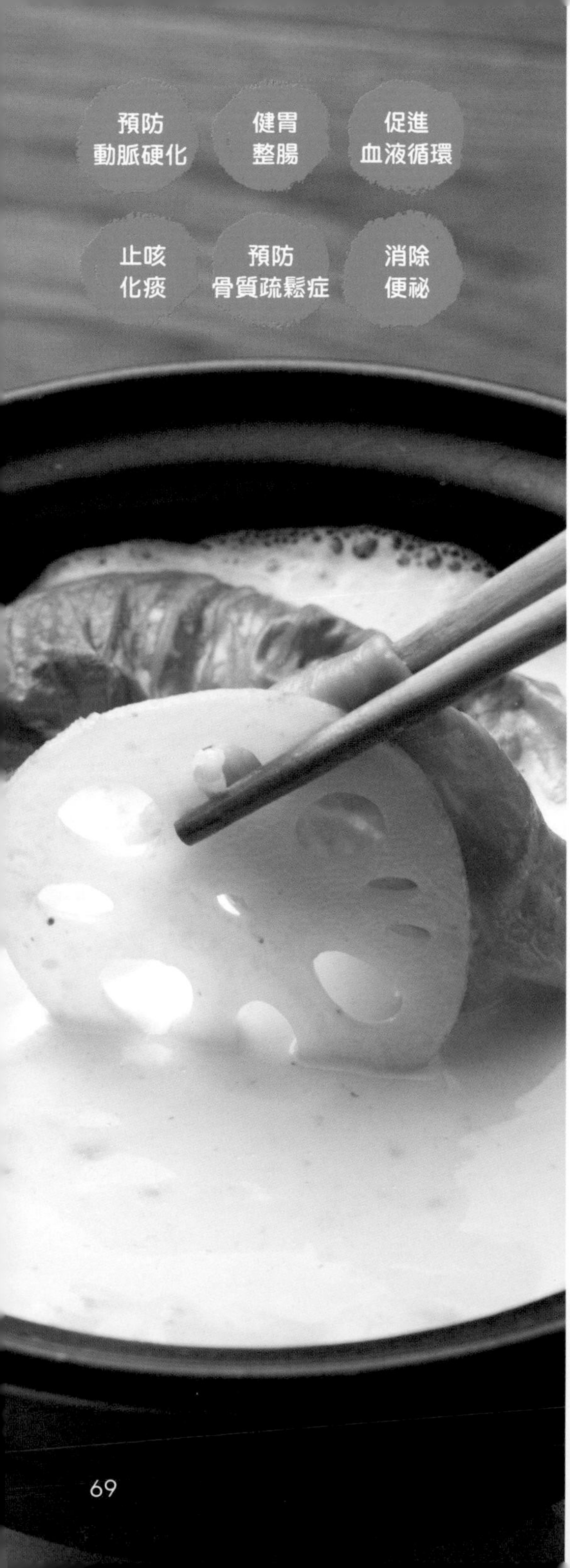
預防
動脈硬化
健胃
整腸
促進
血液循環
止咳
化痰
預防
骨質疏鬆症
消除
便祕

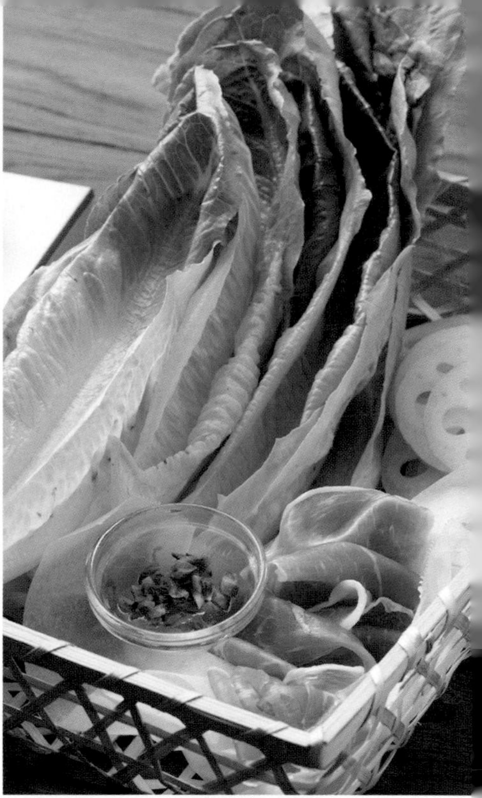

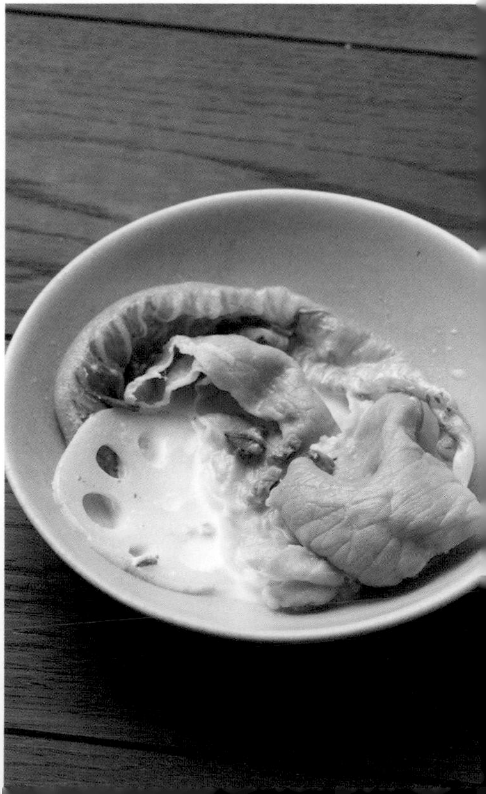

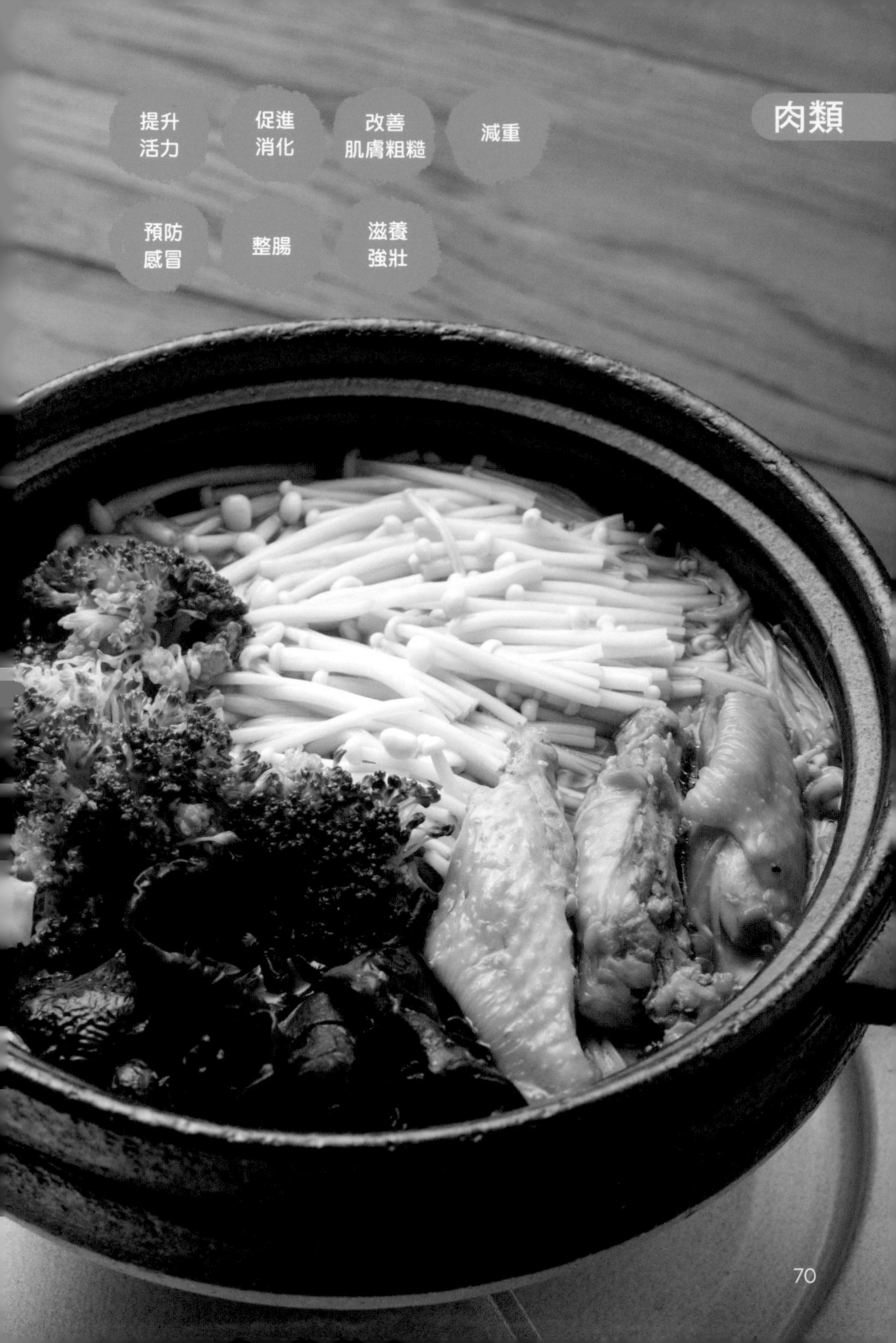
提升活力
促進消化
改善肌膚粗糙
減重
預防感冒
整腸
滋養強壯

雞翅選用前、中、尾段都沒問題，
經過燉煮後，便能從湯頭中攝取到膠原蛋白。

綠花椰香菇雞翅鍋

材料（1人份）

雞翅…100g
綠花椰…100g
金針菇…100g
A 醬油…1⅓大匙
A 水…400cc
木耳（用水泡開的）…30g

作法

1 使用雞翅前段時不須特別處理，中段或尾段則要先用菜刀將關節處切半。

2 將綠花椰分成小朵，金針菇除掉根部後對切。

3 將A、1放入鍋中煮至沸騰後關火，並撈去表面雜質。重新開小火煮約5分鐘，最後加入木耳、2，煮熟後即可享用。

藥膳效果與美味關鍵

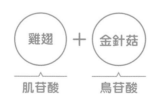

雞翅 ＋ 金針菇

肌苷酸　鳥苷酸

雞肉具有溫暖消化系統及補充能量的功效，能使身體充滿活力。綠花椰可以強化肌膚或黏膜，對改善肌膚粗糙或美肌有一定的作用。金針菇則有助抑制脂肪吸收、減少內臟脂肪堆積，可望達到減重效果。

帶來全新口感的健康鹽味雞肉與雞蛋料理。
將雞蛋煮至自己喜歡的熟度後好好享用吧。

彩色蔬菜香濃親子鍋

材料（1人份）

雞柳…100g
紅椒…半顆
黃椒…半顆
綠蘆筍…50g
A 鹽…1小匙少一點
A 水…300cc
太白粉水…1大匙
雞蛋…1顆
松子…適量

作法

1 將雞柳切成條狀，甜椒切絲，綠蘆筍去尾並切成適當的長度。

2 將 A 倒入鍋中煮至沸騰，把 1 下鍋稍微燙熟。

3 加入太白粉水，並淋上打好的蛋液，最後再撒上松子。

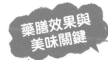

藥膳效果與美味關鍵

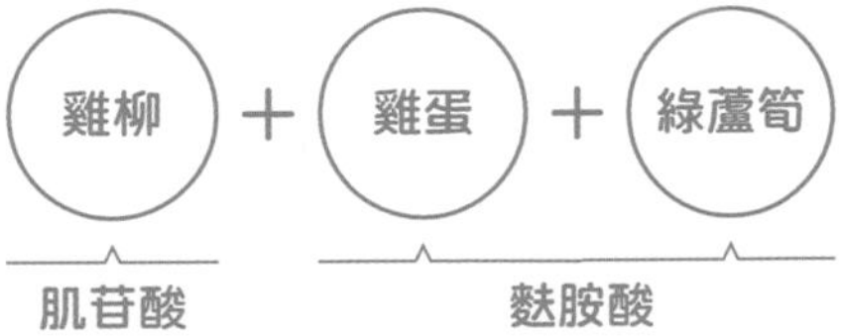

這道鍋物加了能促進消化和補充能量的雞肉，如果覺得不夠，那就加入有助改善血液與體液不足，能為身體帶來滋潤的雞蛋。雞蛋營養豐富，可以安定情緒，改善失眠、咳嗽、聲音沙啞等症狀。蘆筍則有提升血液循環，抑制身體發炎反應的作用，能改善高血壓、心臟或肝臟相關疾病、動脈硬化、糖尿病等症狀。

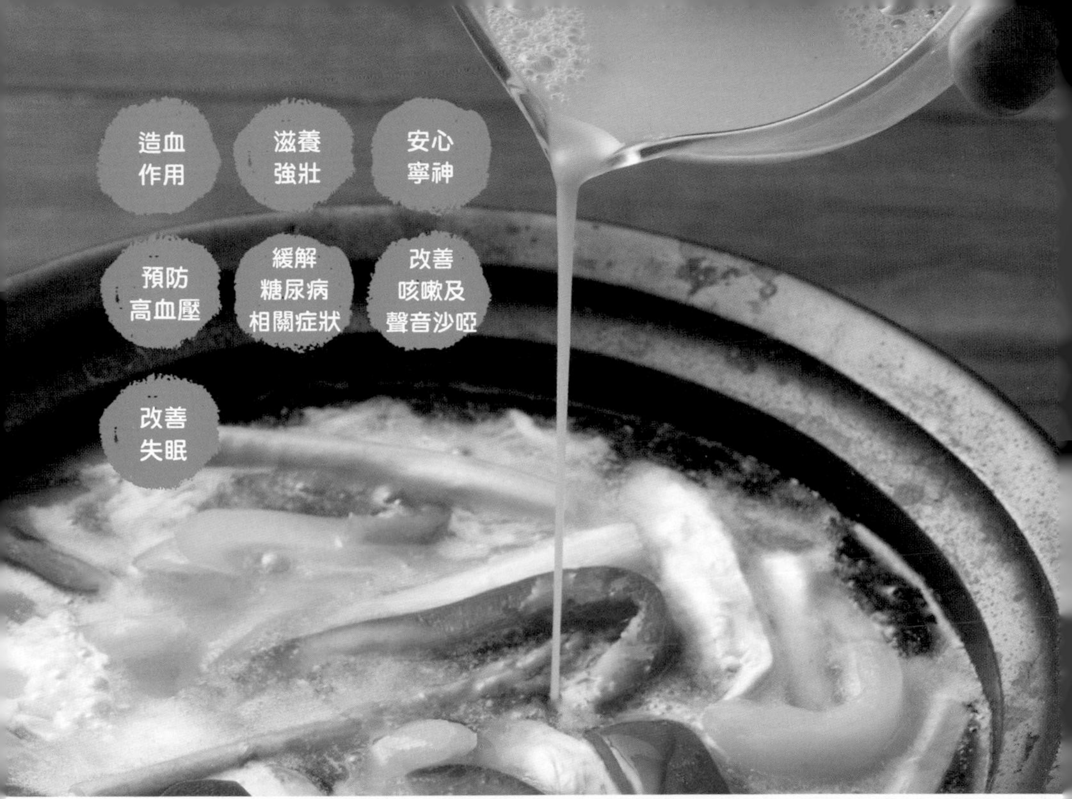
造血作用
滋養強壯
安心寧神
預防高血壓
緩解糖尿病相關症狀
改善咳嗽及聲音沙啞
改善失眠

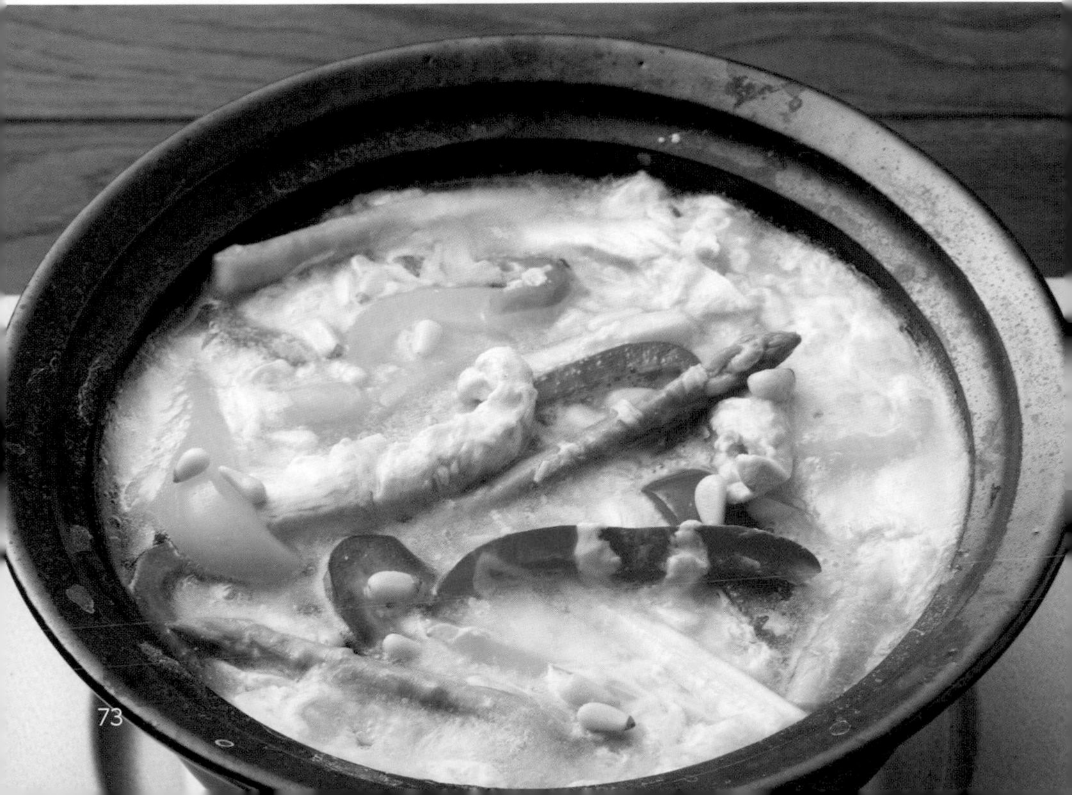

能夠吃到爽脆的蔬菜！
鹽昆布的鮮味與鹽分是美味的關鍵。

爽脆鮮蔬豬肉鍋

材料（1人份）

水菜…150g
豆芽菜…150g
A
- 蜂蜜…1大匙
- 水…300cc

豬肉片…100g
鹽昆布…25g

作法

1. 將水菜切段，豆芽菜洗過後除去水分。
2. 將A倒入鍋中煮至沸騰，再把豬肉、1、鹽昆布下鍋煮熟。

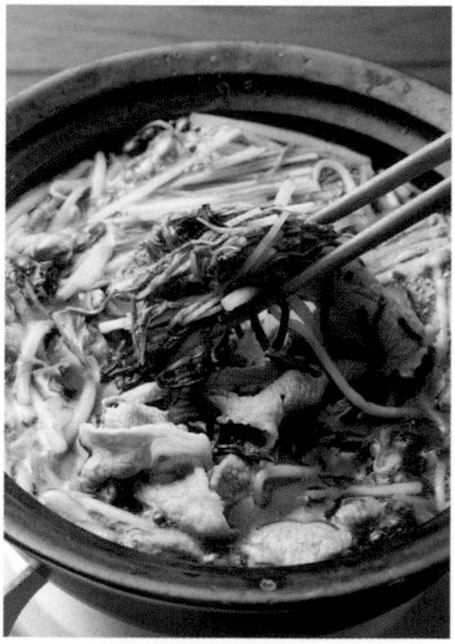

藥膳效果與美味關鍵

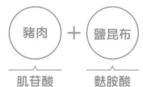

豬肉 ＋ 鹽昆布

肌苷酸　麩胺酸

豬肉具有提升精力、恢復體力、滋養強壯的功效，並能為身體帶來滋潤，進而預防皮膚粗糙、喉嚨乾癢、老化現象。水菜與豆芽菜有助排除身體餘熱，對於改善便祕非常有效。而身體在得到滋潤的同時，還能將體內多餘水分排出。

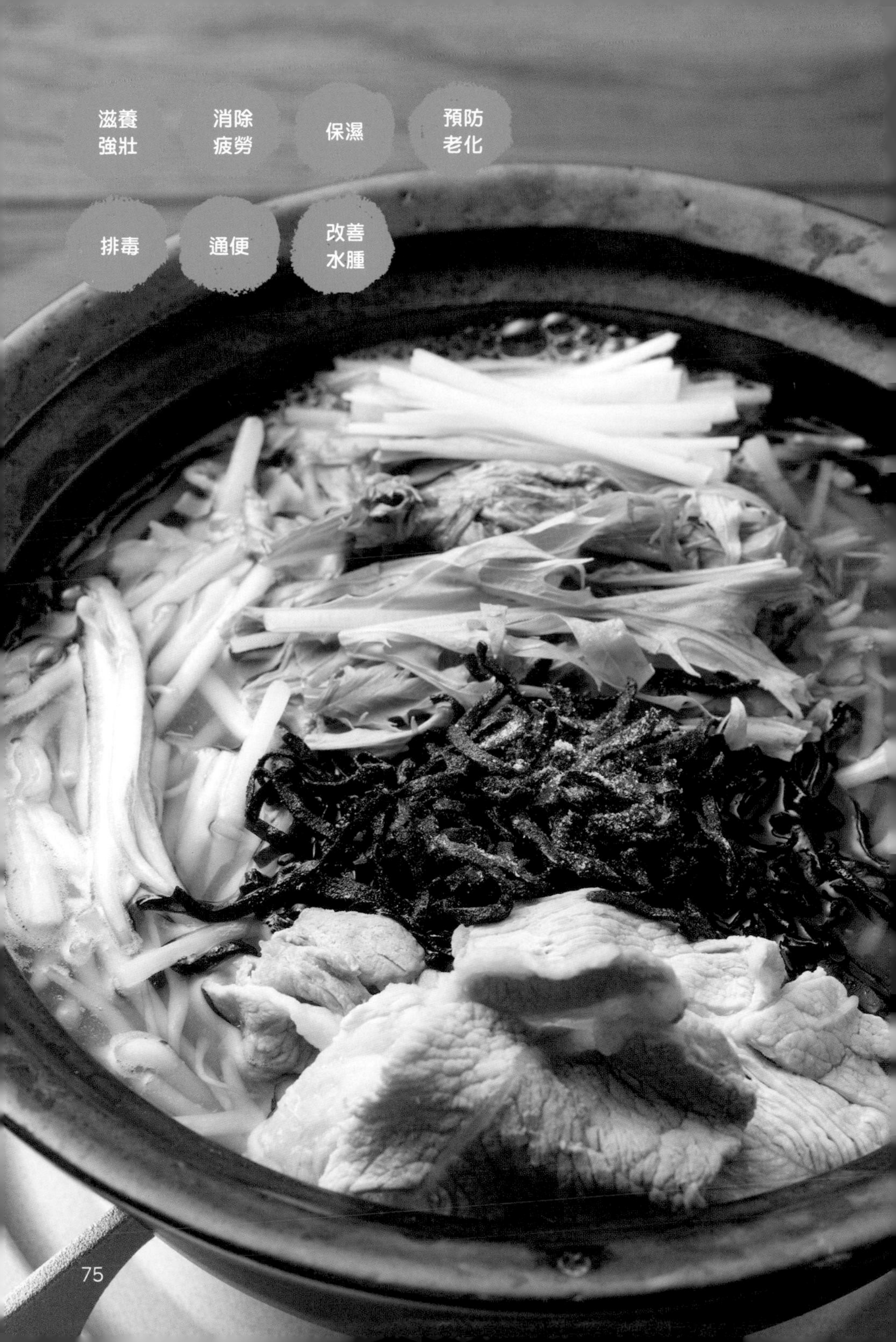
滋養強壯
消除疲勞
保濕
預防老化
排毒
通便
改善水腫

將集牛肉精華美味之大成的牛舌，
放入鮮甜的湯中汆燙，更能突顯其美味。

牛舌壽喜燒

材料（1人份）

洋蔥…200g
牛蒡…50g
芹菜…50g
油豆皮…20g
A
- 酒…2大匙
- 醬油…1⅓大匙
- 蜂蜜…1大匙
- 水…2大匙

牛舌薄片…100g

作法

1. 將洋蔥對半切後，再切成1cm厚片，牛蒡洗過後用刀子削成薄片，芹菜則切段。
2. 用紙巾把油豆皮包起來按壓，以吸除表面的油脂，接著再切成5cm厚的長方形。
3. 將A、1的洋蔥、牛蒡以及2放入鍋中後，蓋上鍋蓋用中火偏小燉煮一段時間。
4. 待3煮出水分，食材也都煮熟後轉中火，將芹菜與牛舌下鍋稍微燙熟即可享用。

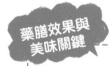

藥膳效果與美味關鍵

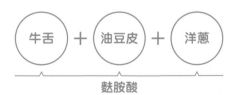

牛舌 ＋ 油豆皮 ＋ 洋蔥

麩胺酸

牛肉可以為身體帶來能量，還有造血作用。洋蔥與油豆皮則能夠強化消化系統及改善水分代謝。而富含纖維的牛蒡有助排毒，不僅可以除去體內餘熱，還能使排便更順暢。當體內廢物排出了，身體自然會更輕盈舒爽。

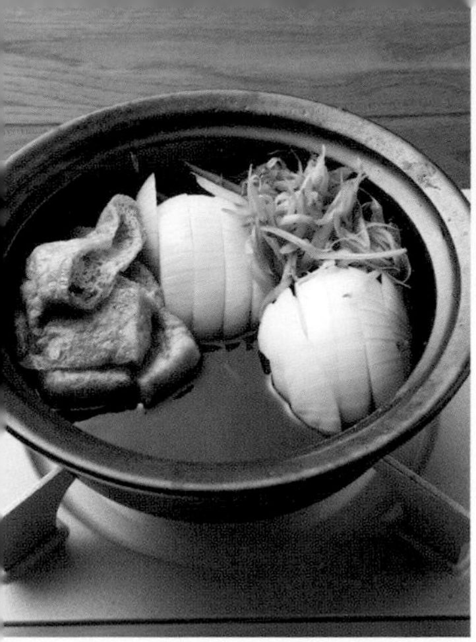

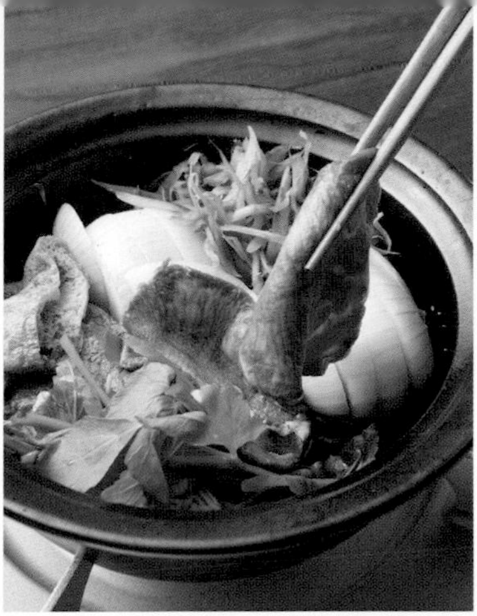

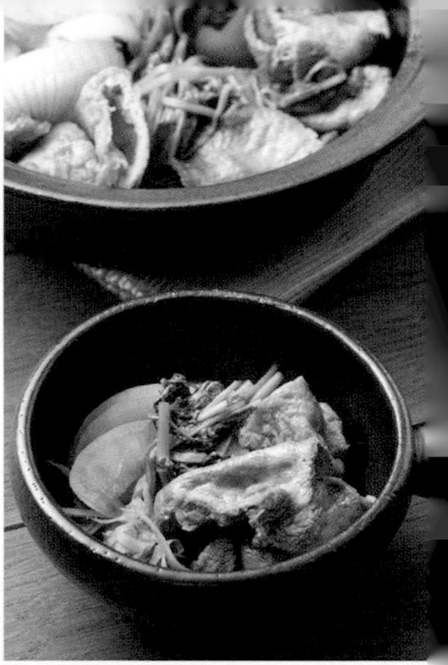

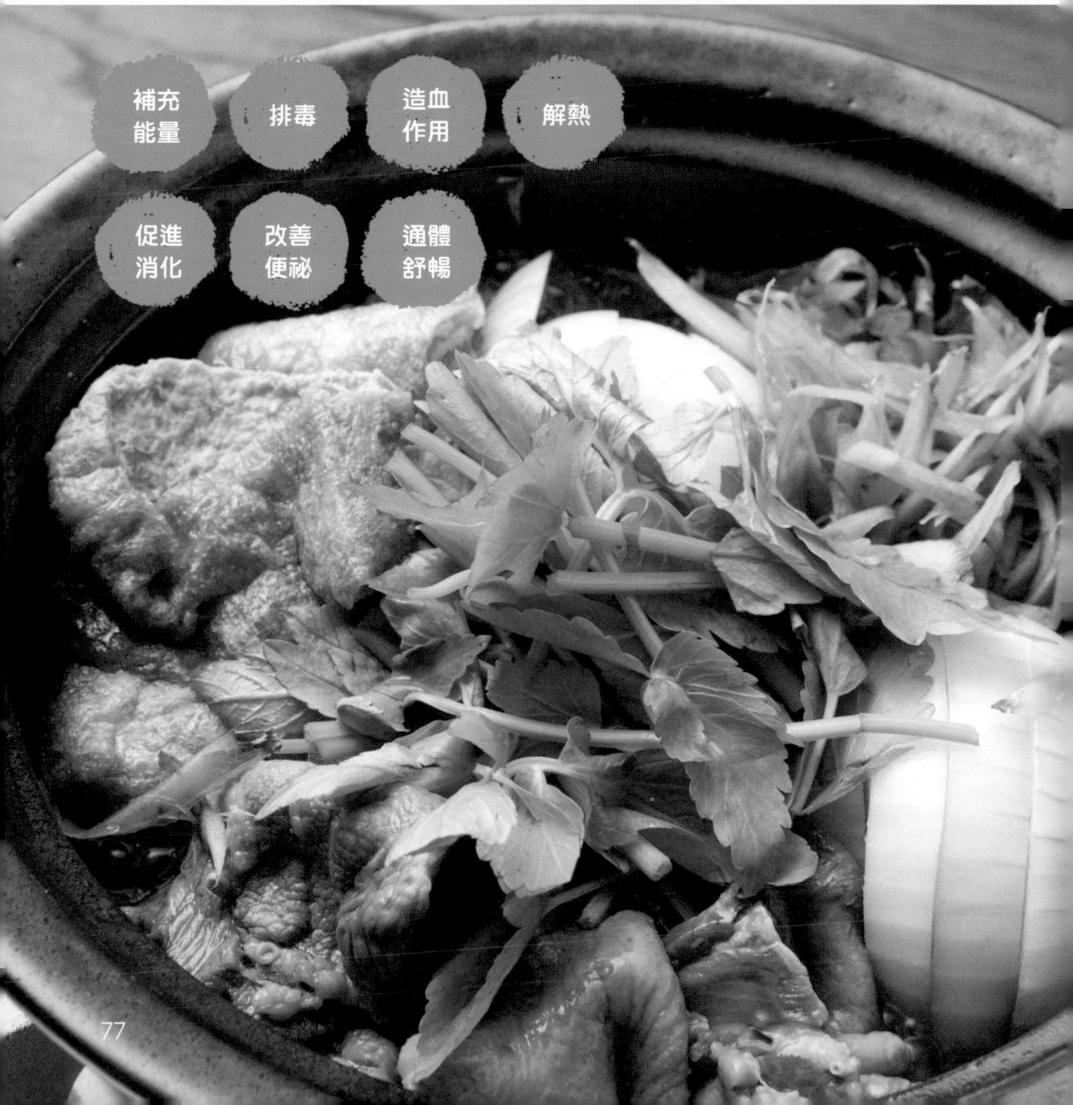
補充
能量
排毒
造血
作用
解熱
促進
消化
改善
便祕
通體
舒暢

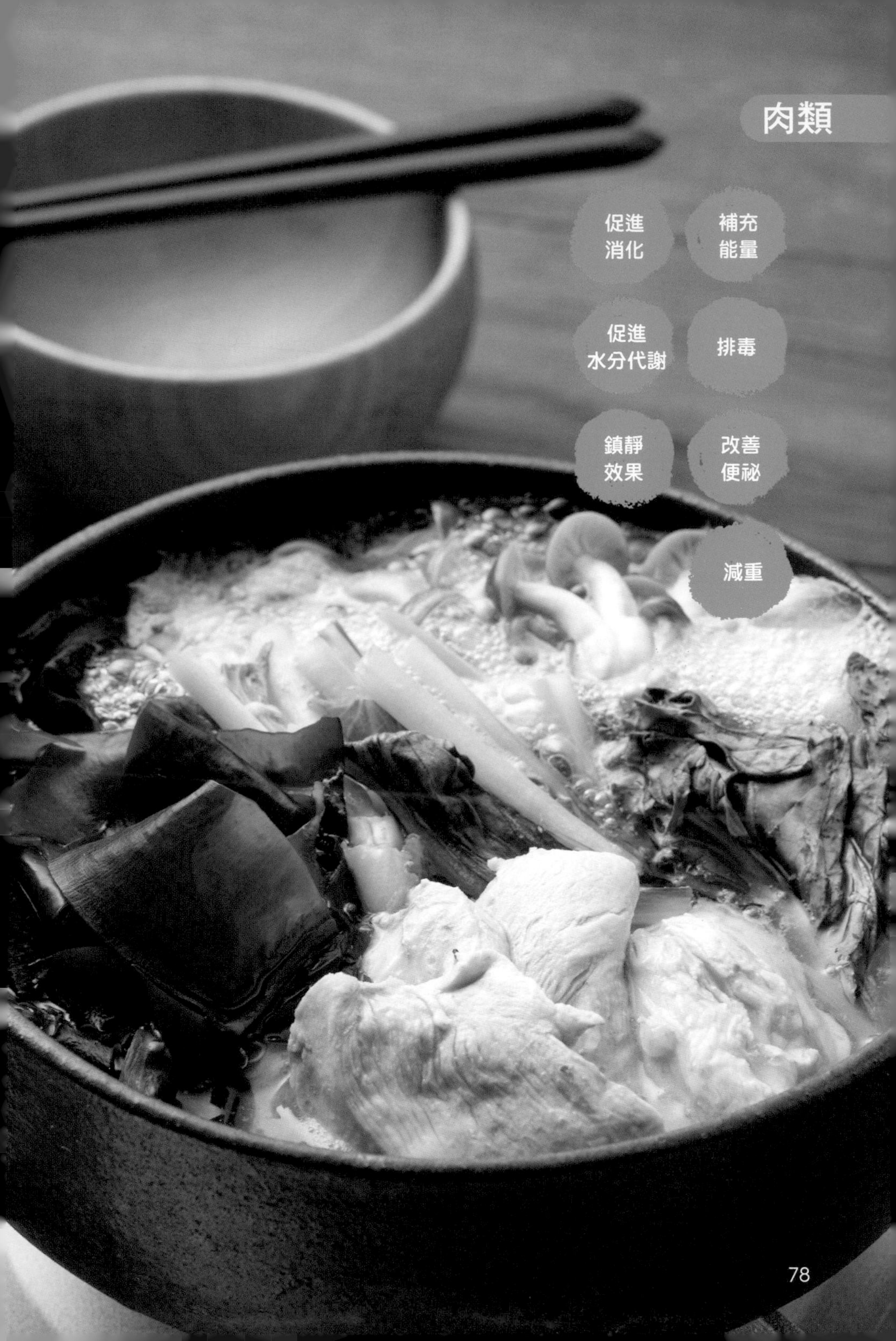

肉類
促進
消化
補充
能量
促進
水分代謝
排毒
鎮靜
效果
改善
便祕
減重

包裹著海帶芽及鴻禧菇鮮味的雞肉，既美味又非常健康！

爽口雞肉海帶芽鍋

材料（1人份）

雞胸肉…100g
小松菜…100g
海帶芽（用水泡開的）…50g
鴻禧菇…150g
A 鹽…1小匙少一點
A 水…300cc

作法

1 將雞胸肉斜切為薄片。

2 小松菜切除根部後切段，海帶芽也切段。鴻禧菇切除根部沾有塵土的部分後，剝成適當大小。

3 將A及2的鴻禧菇倒入鍋中煮至沸騰，再將1、小松菜、海帶芽下鍋煮熟。

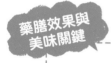

藥膳效果與美味關鍵

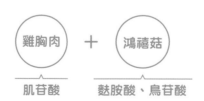

雞胸肉 ＋ 鴻禧菇

雞胸肉：肌苷酸
鴻禧菇：麩胺酸、鳥苷酸

這道鍋物結合了能為身體帶來能量的雞肉，以及可提高水分代謝，達到排毒作用的海帶芽。而小松菜具有排除體內餘熱、安定情緒的功效，還能促進消化，改善消化不良與便祕。鴻禧菇則有助脂肪代謝，進而達到減重的效果。

滋養強壯

消除疲勞

提高水分代謝

促進消化

改善水腫

減重

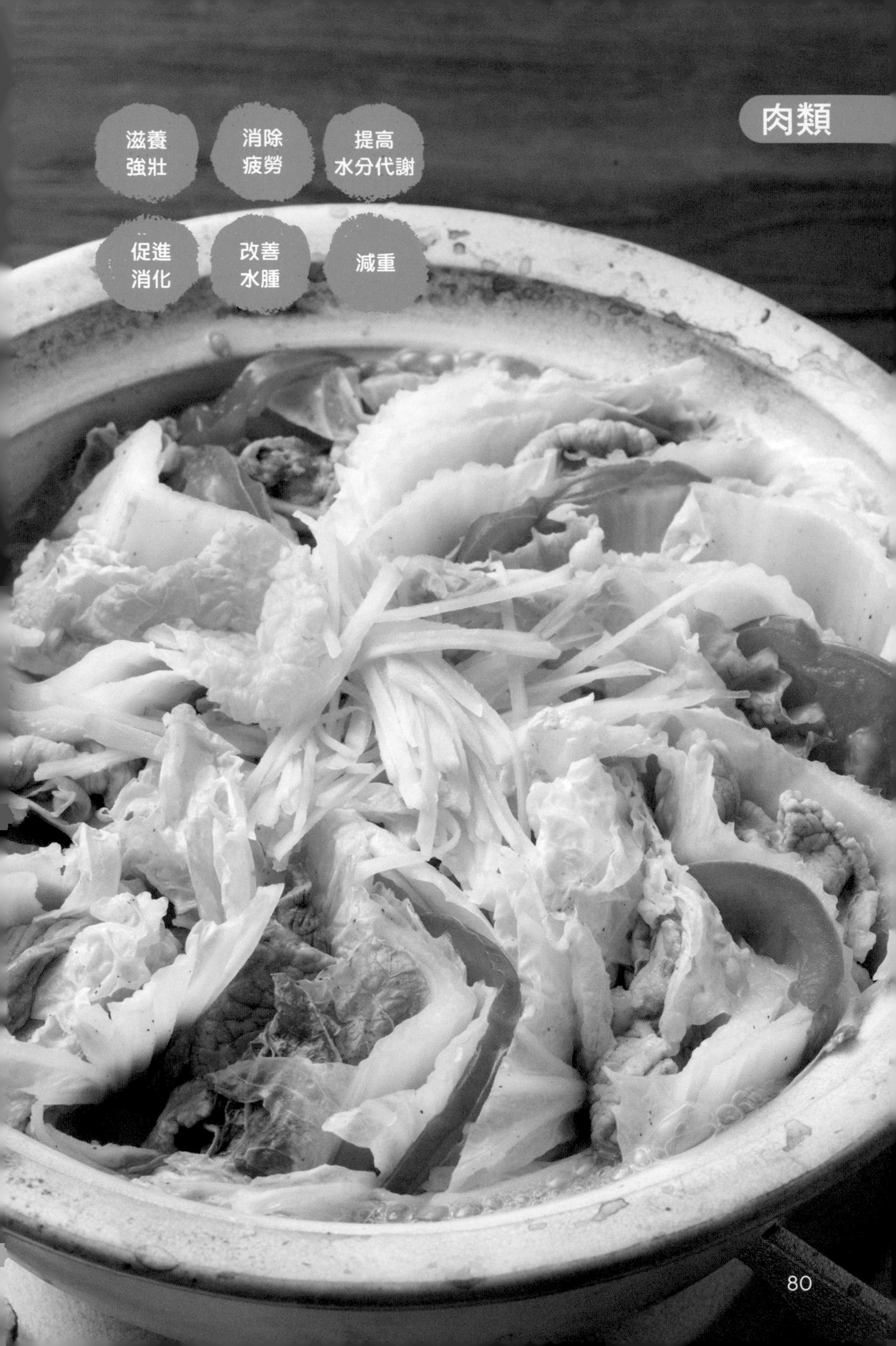

由層層堆疊的食材交織出的鮮甜滋味，會不斷地流入湯裡！

豬肉白菜番茄千層鍋

材料（1人份）

白菜…250g
番茄…100g
生薑…1片
豬肉片…100g
鹽…3/4小匙
胡椒…少許
水…100cc

作法

1. 把白菜切大塊，番茄切薄片，生薑切絲。
2. 按照白菜、豬肉片、番茄的順序，將食材一層一層放進鍋子裡，直到裝滿為止。
3. 將鹽與胡椒撒在 2 上面後，把水倒入鍋中。鋪上生薑絲並蓋上鍋蓋，視情況蒸煮10分鐘左右即可。

藥膳效果與美味關鍵

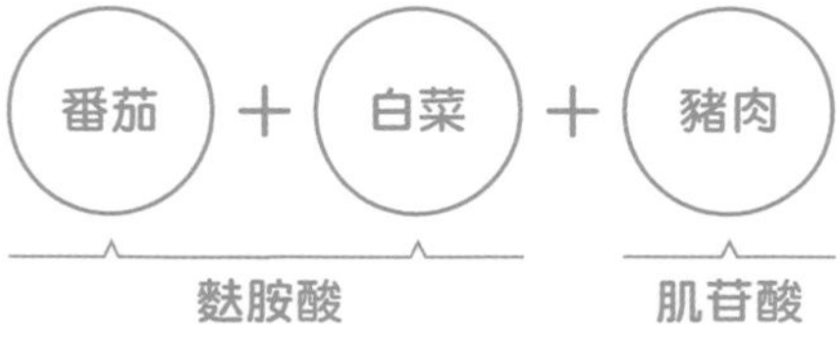

這道鍋物把對提升精力與消除疲勞不可或缺的豬肉，能夠調節體內水分循環的白菜，以及會促進消化的番茄與生薑層層堆疊起來，可以一口氣攝取到各種功效。蔬菜有助於改善體內水分滯留，不僅能消除水腫，整個人也會變得更加輕盈舒爽。

將羊肉加進味噌湯底裡一起煮，
就能嚐到沒有羊騷味、口感濃郁的美味！

羊肉牛蒡芹菜味噌鍋

材料（1人份）

牛蒡…100g
大蔥…50g
芹菜梗…50g
芹菜葉…適量
A 味噌…2大匙少一些
A 水…200cc
羊肉片…100g
胡椒…適量（依個人喜好調整）

作法

1. 將洗乾淨的牛蒡、大蔥、芹菜梗斜切成薄片，芹菜葉則切段。
2. 先將A放進鍋中，使味噌溶於水裡。依序將1、羊肉下鍋煮熟，再把所有食材拌勻，並依個人喜好撒上適量的胡椒即可享用。

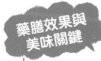

藥膳效果與美味關鍵

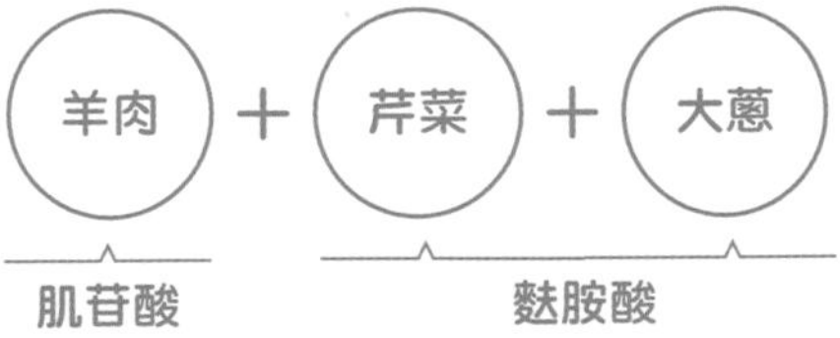

羊肉具有暖身的作用，對於改善寒涼體質、食慾不振、下半身痠痛、經期不順等都非常有效，此外也有助燃燒體脂肪，可望達到減重的效果。牛蒡與大蔥除了和芹菜一樣能夠清除體內餘熱，還能舒緩身體不適、促進血液循環、緩解感冒初期症狀。

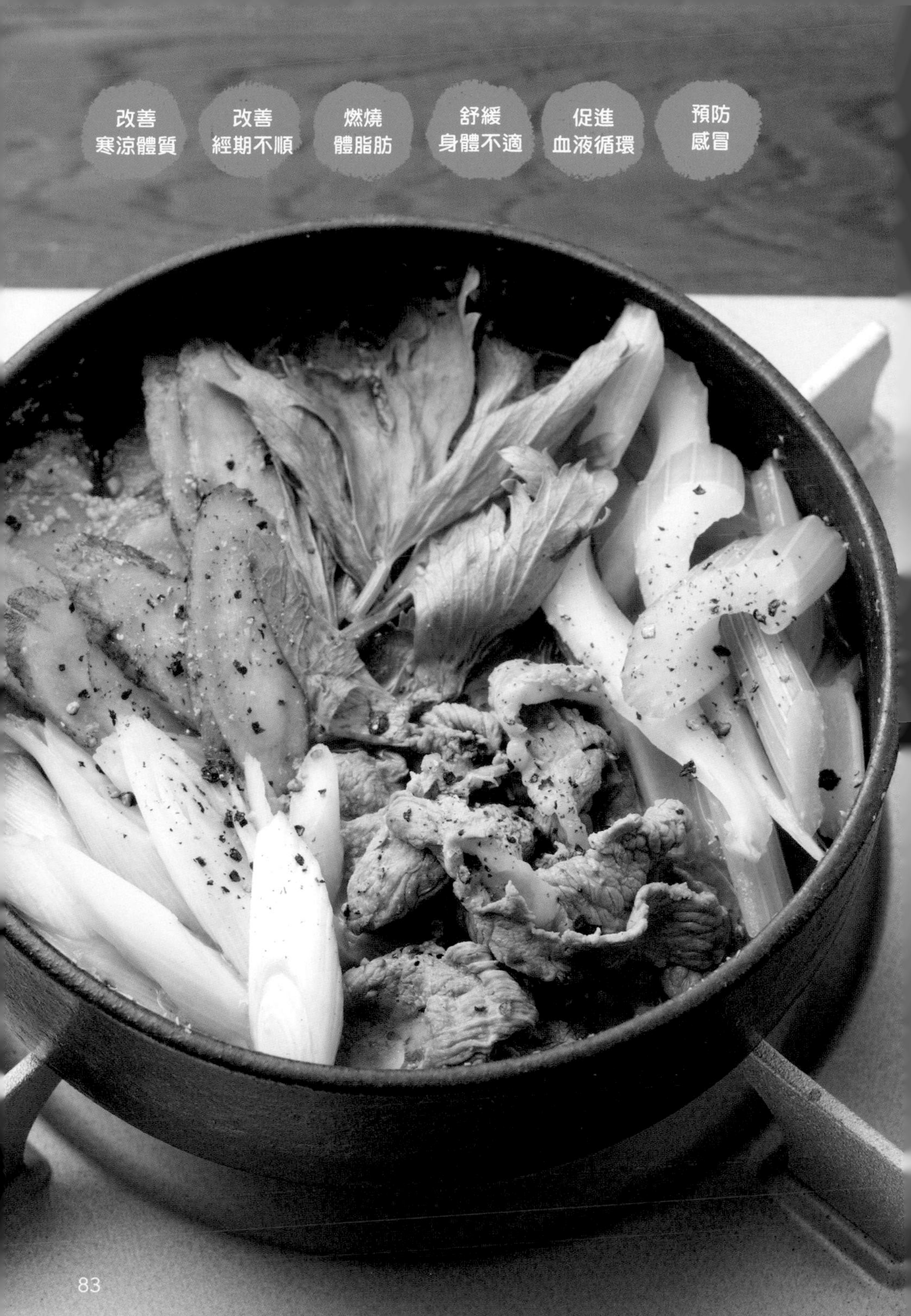
改善
寒涼體質
改善
經期不順
燃燒
體脂肪
舒緩
身體不適
促進
血液循環
預防
感冒

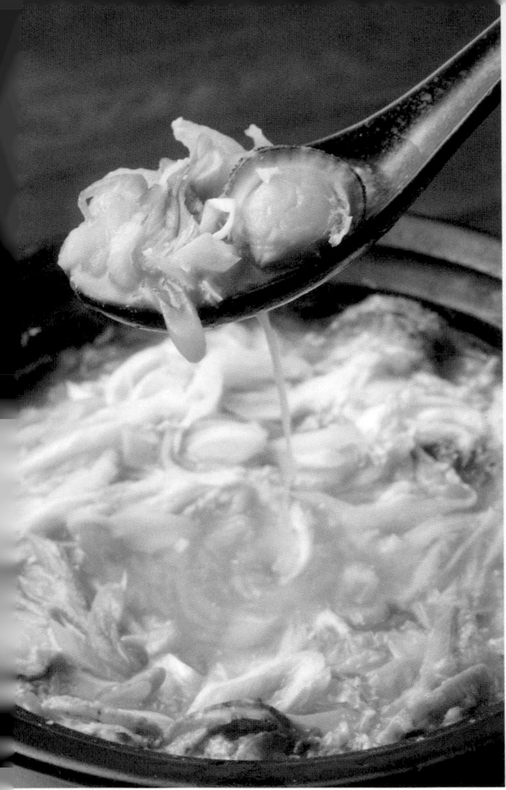

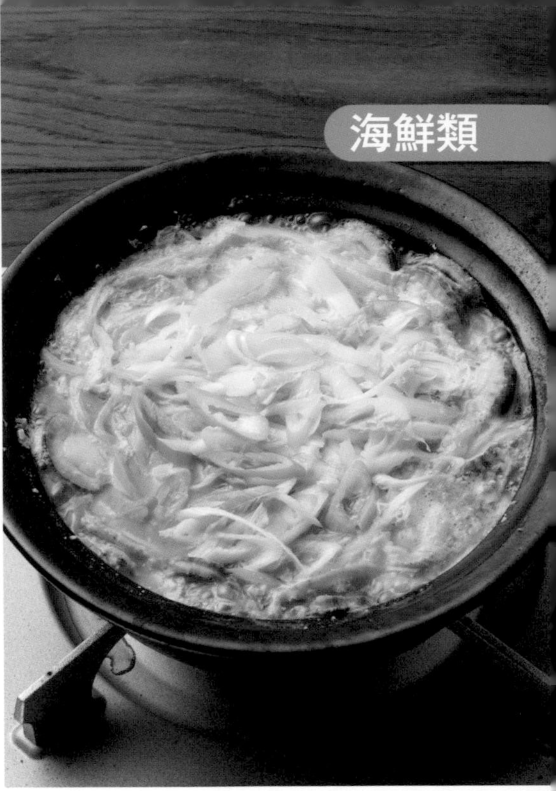

海鮮類

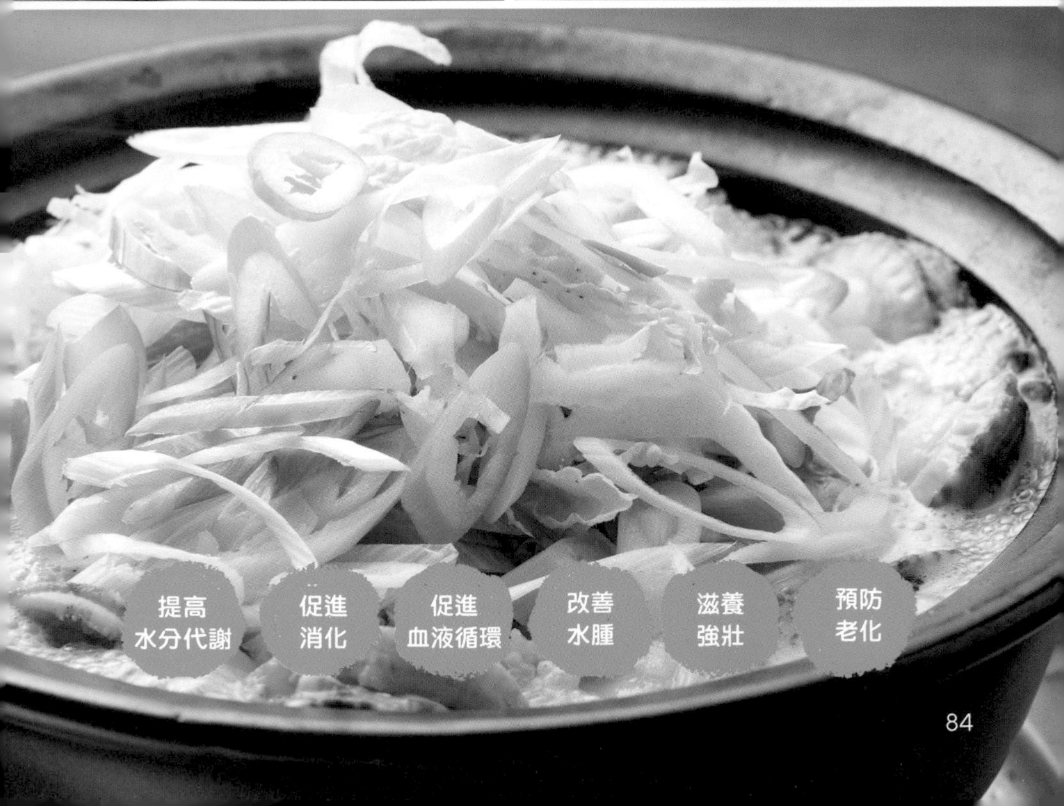

提高水分代謝

促進消化

促進血液循環

改善水腫

滋養強壯

預防老化

經過蒸煮將鮮味濃縮起來的扇貝，
可以取代高湯煮出美味的味噌湯底。

扇貝大蔥土手鍋

材料（1人份）

白菜…200g
大蔥…100g
A
- 味噌…2大匙多一點
- 水…300cc

蒸扇貝…100g

作法

1. 將白菜切絲，大蔥斜切薄片。
2. 先把A放進鍋中，使味噌溶於水裡。待湯底煮沸後，將扇貝、1的白菜下鍋。
3. 把2鋪上滿滿的大蔥並稍微燙熟即可享用。

藥膳效果與美味關鍵

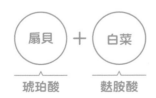

扇貝（琥珀酸）＋白菜（麩胺酸）

扇貝具有補充體內水分、提升腸胃功能、促進血液循環、提高水分代謝的功效，還可發揮滋養強壯、預防老化的作用。白菜和大蔥則有助清除體內餘熱，並提高新陳代謝。

在家常的沙丁魚丸湯中加入韓式辣椒醬，就成了韓式風味鍋。

沙丁魚丸韓式辣醬鍋

材料（1人份）

大蔥…200g
沙丁魚漿…100g

A
- 蛋白…1顆
- 磨碎的芝麻…2大匙
- 薑末…1小片的量

B
- 韓式辣椒醬…2大匙
- 醬油…1大匙
- 水…300cc

作法

1 將大蔥切成5cm長，再縱切為4等分。

2 將A加入沙丁魚漿中，充分攪拌均勻。

3 把B倒入鍋中，煮滾後用湯匙舀取適當大小的2放進鍋中。

4 最後加進大蔥，用中火煮熟即可。

※沒用到的蛋黃拿來當成沾醬也很美味。

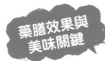

藥膳效果與美味關鍵

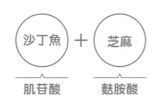

沙丁魚 ＋ 芝麻

肌苷酸　　麩胺酸

沙丁魚具有溫暖身體、提升腸胃功能、促進血液循環的功效。血液流動變順暢的話，就能進一步預防動脈硬化或血栓等症狀，還可以舒緩眼睛疲勞。芝麻、生薑、大蔥、韓式辣椒醬也有相同效果。

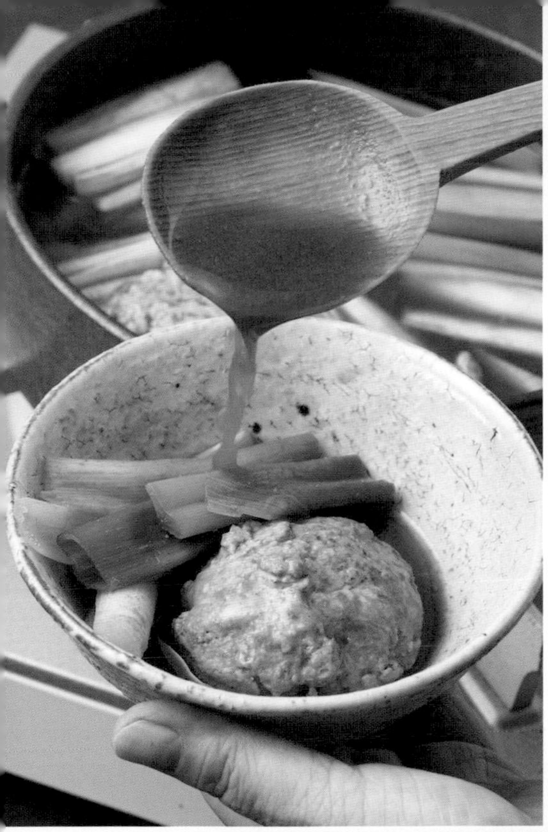

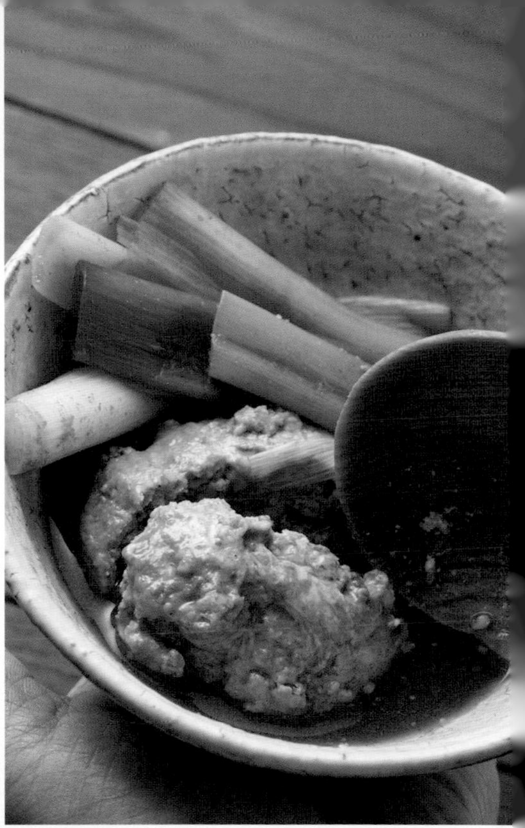

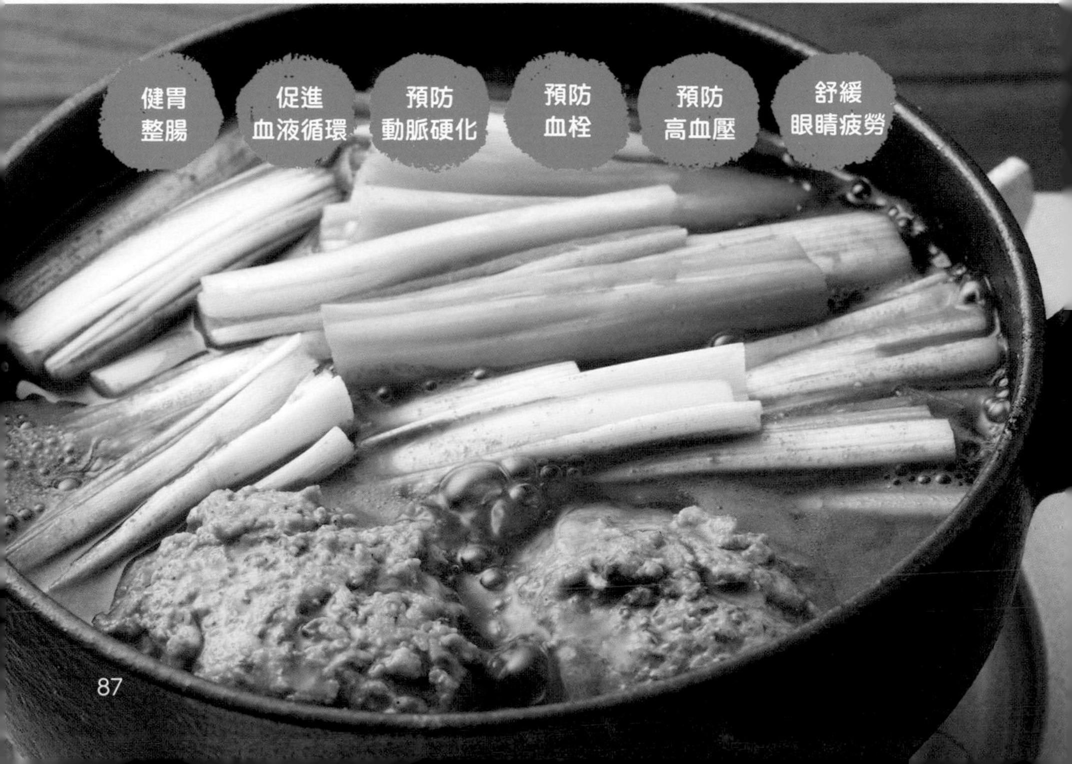
健胃
整腸
促進
血液循環
預防
動脈硬化
預防
血栓
預防
高血壓
舒緩
眼睛疲勞

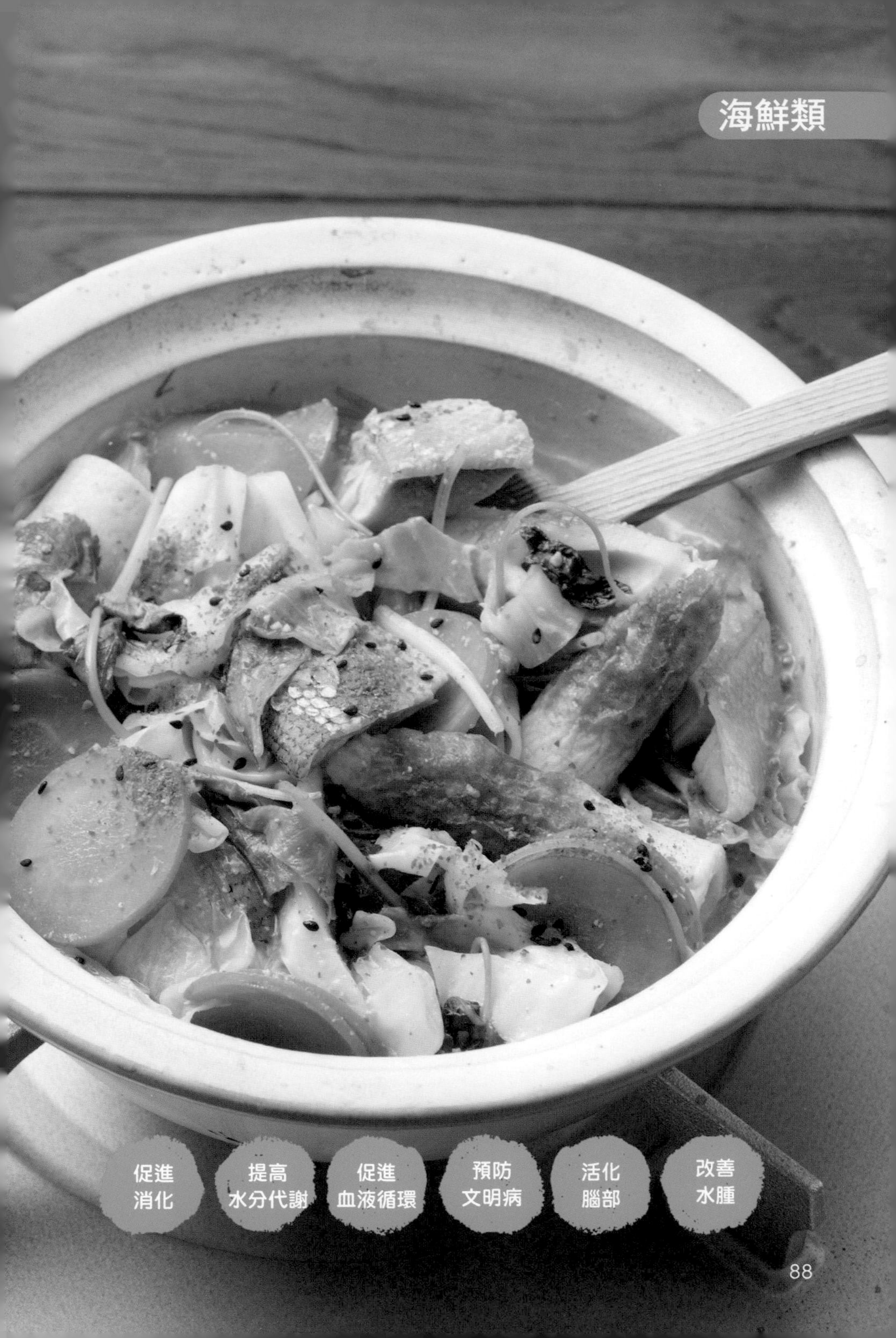

促進消化

提高水分代謝

促進血液循環

預防文明病

活化腦部

改善水腫

這道鍋物不僅充滿鮭魚的鮮甜滋味，還隱藏著竹輪的獨特風味！

鮭魚竹輪味噌鍋

材料（1人份）

生鮭魚…1片（80g）
竹輪…2條（50g）
高麗菜…200g
鴨兒芹…30g
紅蘿蔔…50g
A 味噌…1⅔大匙
A 水…100cc
七味粉…適量

作法

1 將鮭魚切為3～4等分，竹輪對半斜切。

2 將高麗菜切大塊，鴨兒芹切段，紅蘿蔔切薄片。

3 把A放入鍋中充分混勻，加進2的紅蘿蔔，煮滾後再將1、高麗菜下鍋煮熟。

4 煮好後鋪上鴨兒芹，並依個人喜好撒上七味粉即可享用。

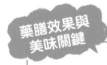

藥膳效果與美味關鍵

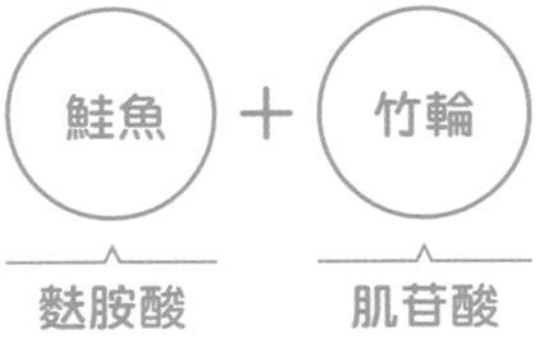

鮭魚是能夠溫暖腸胃、促進消化、活化血液及水分代謝的食材。血液流動變順暢的話，就能進一步達到改善動脈硬化或高血壓，以及活化腦部的效果。而水分代謝一旦得到提升，將有助於消除水腫。另外，高麗菜也有促進消化的作用。

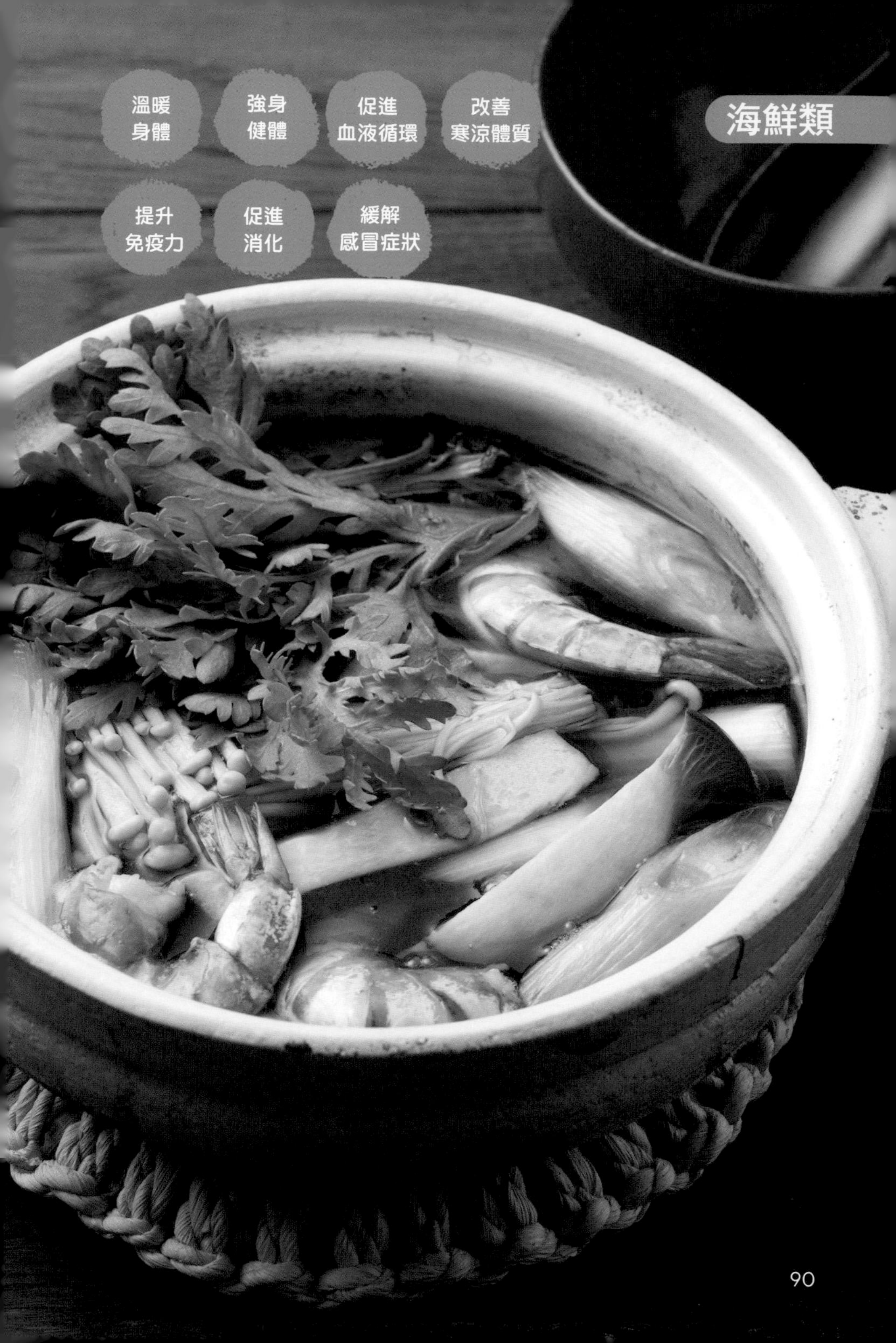
溫暖
身體
強身
健體
促進
血液循環
改善
寒涼體質
海鮮類
提升
免疫力
促進
消化
緩解
感冒症狀

儘管海鮮的部分只放了蝦子，
搭配上香菇與蔬菜的鮮甜，依然十分美味！

鮮蝦蔬菜什錦鍋

材料（1人份）

菇類（杏鮑菇、金針菇）
…總共150g
大蔥…100g
茼蒿…100g
蝦子…4隻
A
- 醬油…2大匙少一點
- 蜂蜜…1大匙
- 水…300cc

作法

1 將杏鮑菇縱切成方便食用的大小，金針菇切除根部後，切為適當長度。把大蔥斜切成小段，茼蒿則是切除根部後再切段。

2 蝦子除去沙腸。

3 將A 加入鍋中煮沸，再依序放進1的大蔥、菇類、蝦子、茼蒿，待煮熟後即可享用。

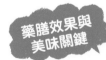

藥膳效果與美味關鍵

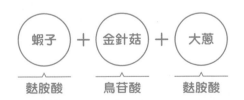

蝦子 ＋ 金針菇 ＋ 大蔥

麩胺酸　鳥苷酸　麩胺酸

蝦子有暖身健體的功效，對於促進血液順暢流動並改善體寒非常有用。茼蒿則具有獨特香氣，可以增強免疫力、促進腸胃蠕動。而大蔥會促進血液循環，讓身體排汗，能夠舒緩感冒初期的症狀。

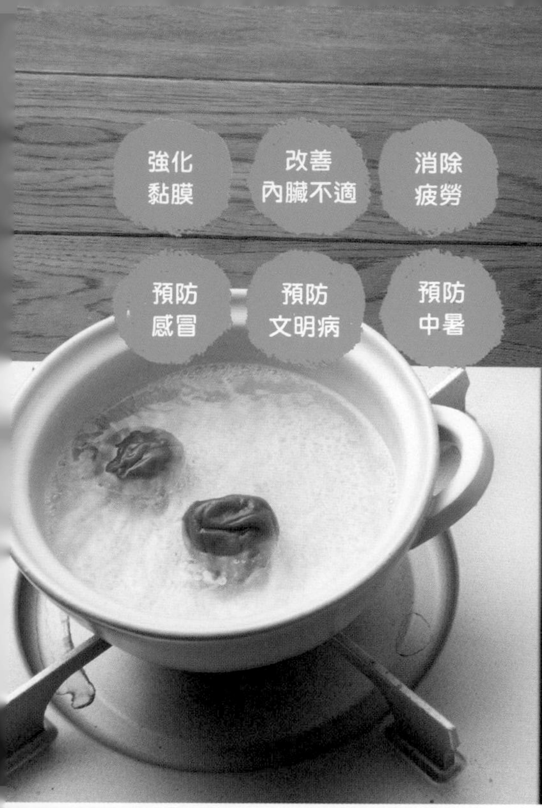
強化
黏膜
改善
內臟不適
消除
疲勞
預防
感冒
預防
文明病
預防
中暑

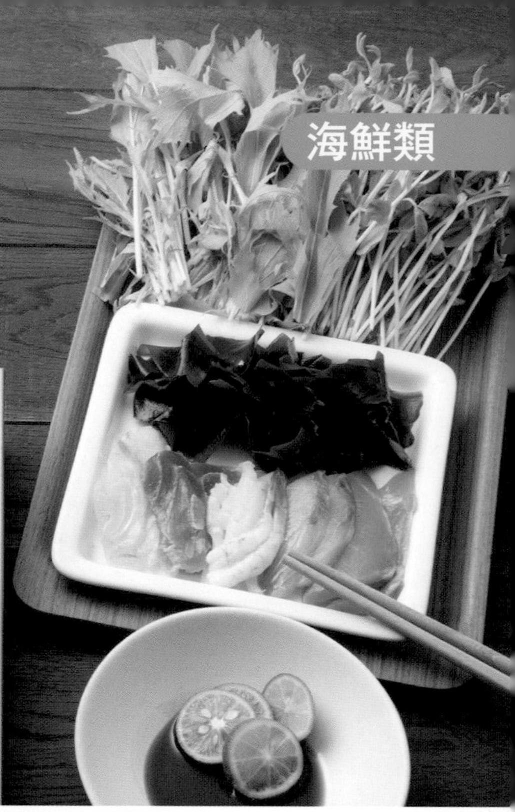
海鮮類

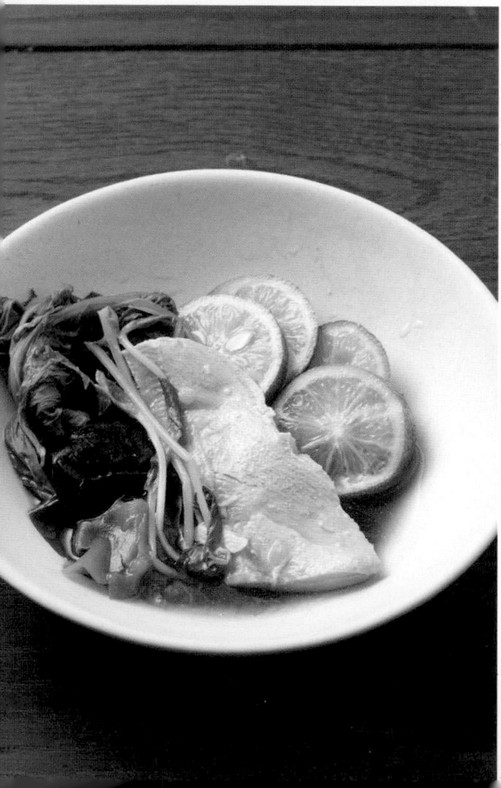

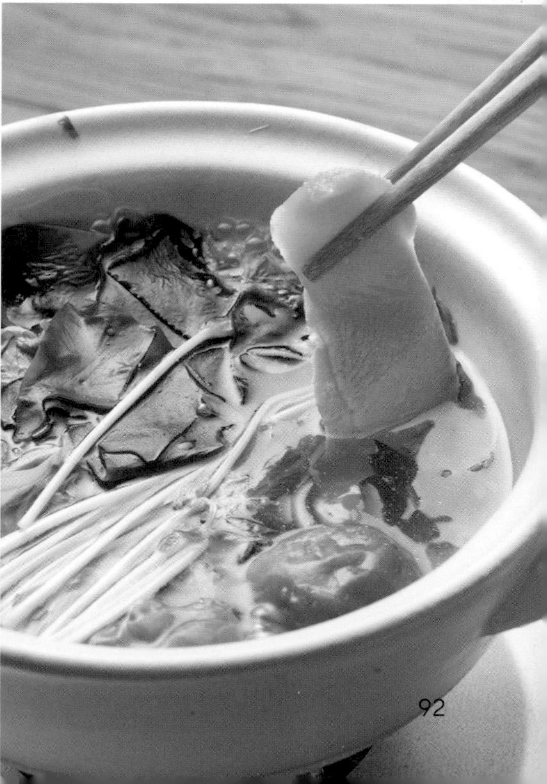

湯底加了略帶酸味的酸梅，能夠除去生魚片的腥味。

生魚片酸梅涮涮鍋

材料（1人份）

豆苗…100g
水菜…100g
海帶芽（用水泡開的）…50g
A 醬油…適量
A 柑橘類的汁…適量
酸梅…2顆
水…300cc
喜歡的生魚片拼盤…100g

作法

1 將豆苗及水菜的根部切除後切段，海帶芽則切成適當的大小。
2 把A混勻，變成桔醋醬油。
3 將水倒進鍋子中，把酸梅加進去煮至沸騰，將1下鍋烹煮，同時用筷子將生魚片放入鍋中涮熟。
4 用3的湯底稀釋2，就能搭配沾醬享用囉。

藥膳效果與美味關鍵

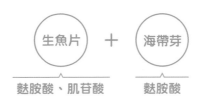

生魚片 ＋ 海帶芽

麩胺酸、肌苷酸　麩胺酸

梅子具有改善身體燥熱及腹瀉、強化黏膜、調理內臟機能的功效，對於消除疲勞、舒緩感冒症狀也很有效。而在富含梅子營養成分的熱湯中涮生魚片時，魚肉會吸附湯汁，就能在享受美味的同時越吃越健康。

蔬菜的鮮甜會慢慢流入鹽味湯頭之中，越煮越好吃！

義式番茄風味鍋

材料（1人份）

洋蔥…100g
番茄…100g
A
月桂葉…1片
鹽…3/4小匙
胡椒…少許
水…200cc
冷凍玉米粒…100g
冷凍青豆…50g
奧勒岡葉…適量

作法

1 將洋蔥及番茄切成1cm小丁。
2 A、1的洋蔥先倒進鍋中，並依序加入玉米粒、番茄、青豆燉煮。
3 待食材煮熟後，加入奧勒岡葉稍微燙過即可享用。

藥膳效果與美味關鍵

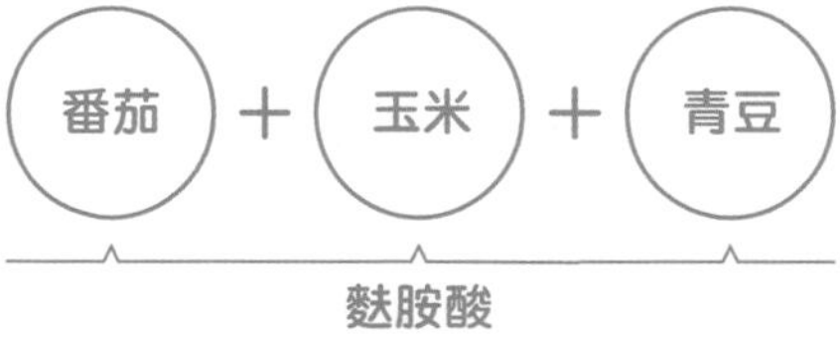

番茄及玉米等夏季蔬菜，不僅可以排除體內餘熱，有助緩解腦充血及改善中暑不適，還有促進腸胃蠕動，增進食慾的功效。此外，玉米及青豆利尿，因此可預防水腫。青豆還能排毒並緩解腹脹不適。

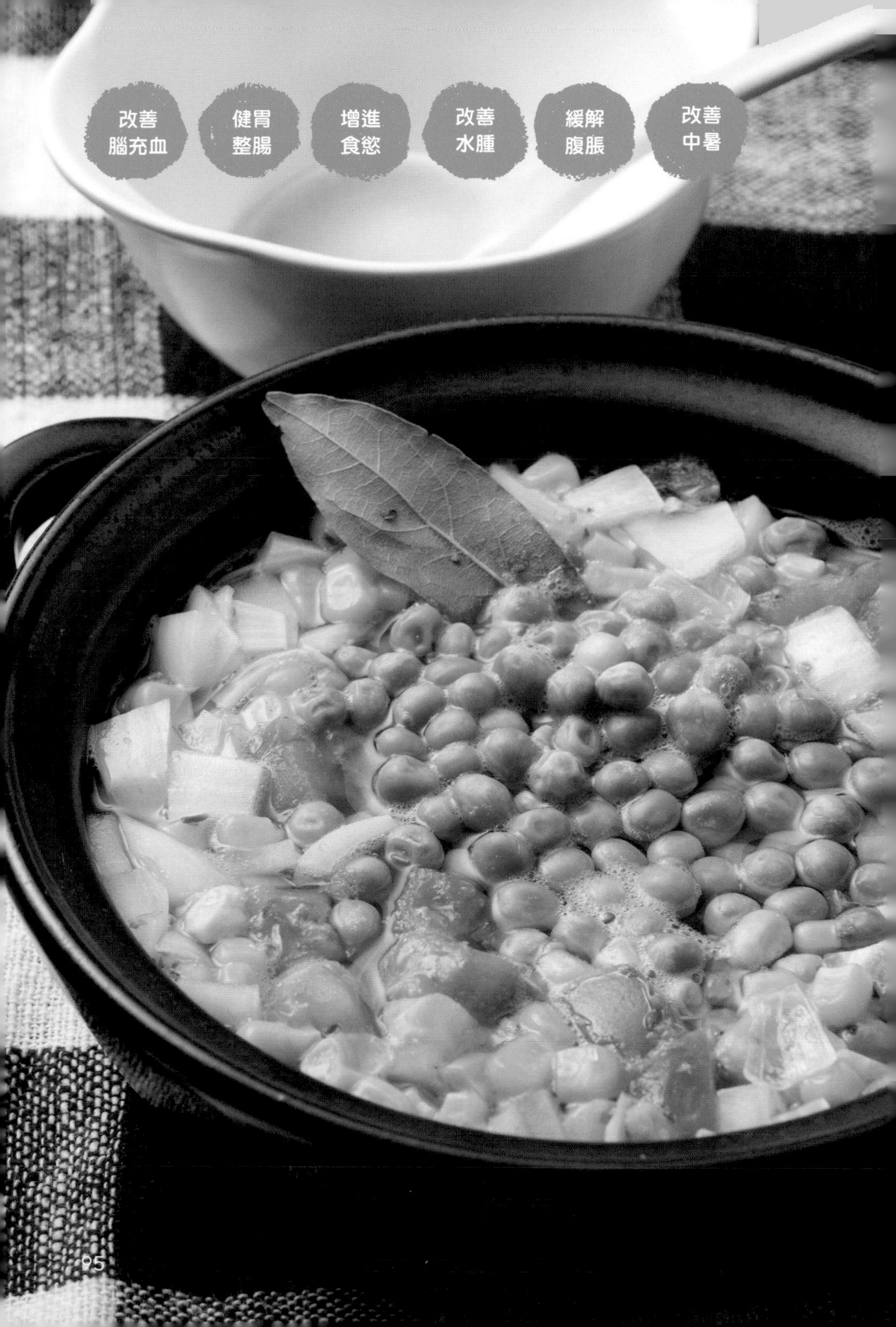
改善
腦充血
健胃
整腸
增進
食慾
改善
水腫
緩解
腹脹
改善
中暑

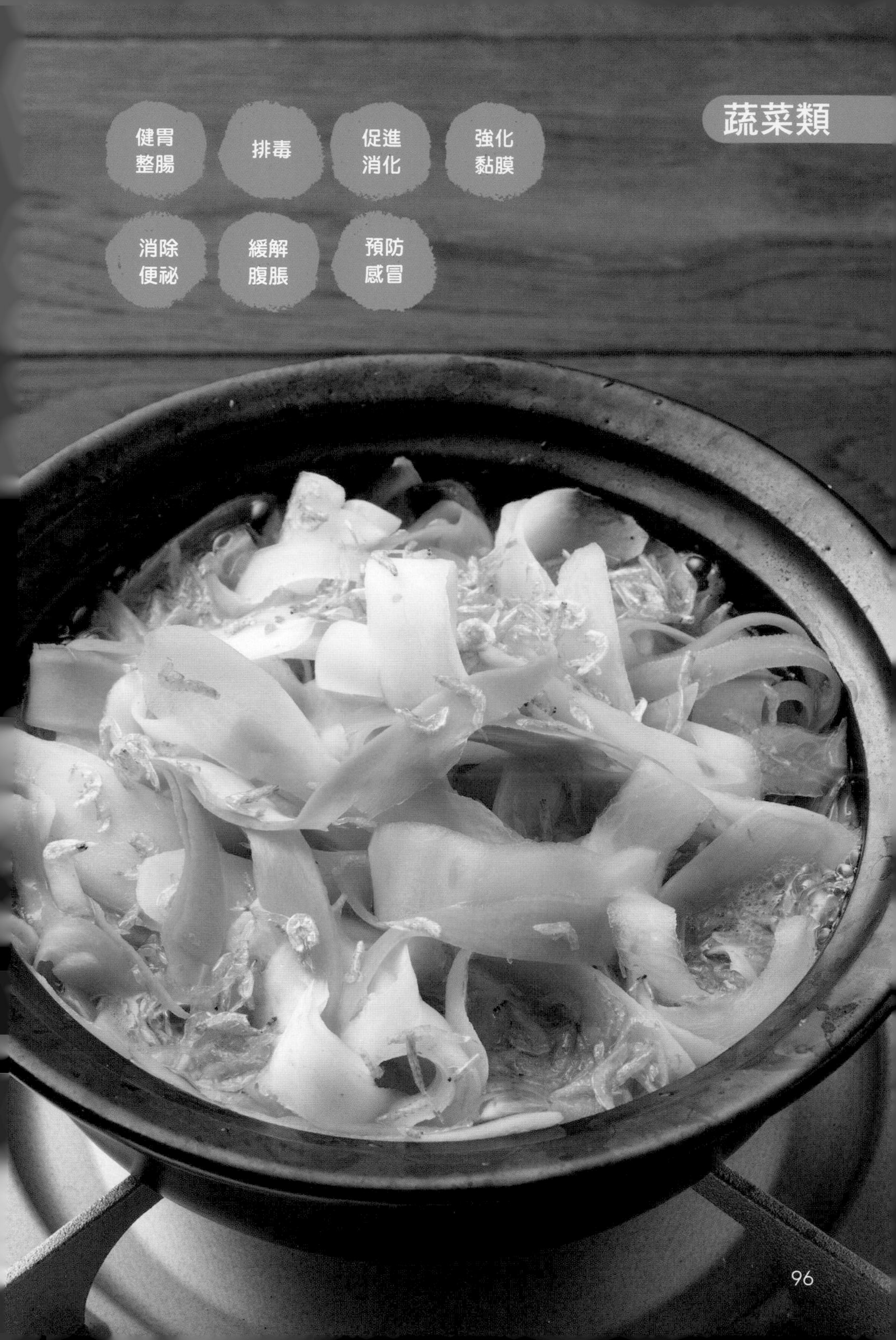
蔬菜類
健胃
整腸
排毒
促進
消化
強化
黏膜
消除
便祕
緩解
腹脹
預防
感冒

用削皮器削成薄片的蔬菜，只要煮熟就能享用了。

超快速！蔬菜鍋

材料（1人份）

白蘿蔔…150g
紅蘿蔔…150g
馬鈴薯…150g
A
- 蠔油…1/2大匙
- 鹽…1小匙少一點
- 水…300cc

櫻花蝦…5g

作法

1 將白蘿蔔、紅蘿蔔以及去皮的馬鈴薯用削皮器削為長形薄片。

2 接著把A、1加進鍋中燉煮，沸騰後再撒上櫻花蝦就完成囉。

藥膳效果與美味關鍵

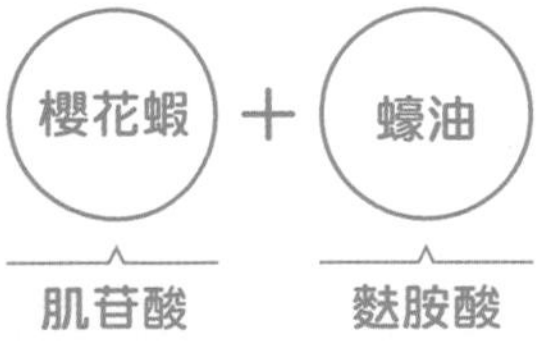

用削皮器削薄片的蔬菜只要汆燙一下就可以了。其中，馬鈴薯能夠強化腸胃蠕動；白蘿蔔有助解熱排毒、促進消化；紅蘿蔔則可強化黏膜，改善肌膚粗糙。另外，這道鍋物的所有蔬菜皆能消除便祕，緩解腹脹感。

用大家熟悉的精力湯作爲湯底，可大量攝取各種蔬菜的鍋品。

蔬菜總匯鍋

材料（1人份）

木棉豆腐…100g
香菇…3朵
紅蘿蔔…50g
茼蒿…100g
酸梅…2顆
A 鹽…1/3小匙
A 水…300cc
鹽昆布…6g

作法

1 將木棉豆腐切為方便食用的大小。

2 將香菇對半切，紅蘿蔔切成短條狀，茼蒿切段。

3 將酸梅、A 放入鍋中，再將 2 的紅蘿蔔及香菇下鍋煮，沸騰後加入 1、茼蒿、鹽昆布，待煮熟即可享用。

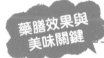

藥膳效果與美味關鍵

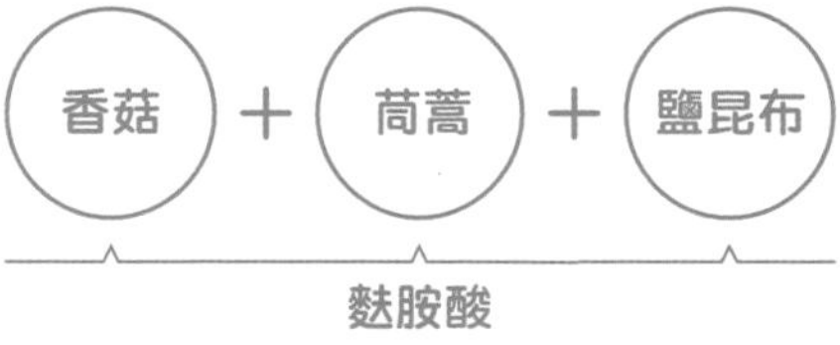

從湯底到食材皆是植物性蛋白質及蔬菜，非常推薦有腸胃疲弱或胃酸分泌不足等問題時享用。另外，因為加了能整腸健胃的蔬菜與酸梅，以及含有大量蛋白質的豆腐，對改善無精打采或營養不良也很有效。這道鍋物還能發揮預防文明病的作用。

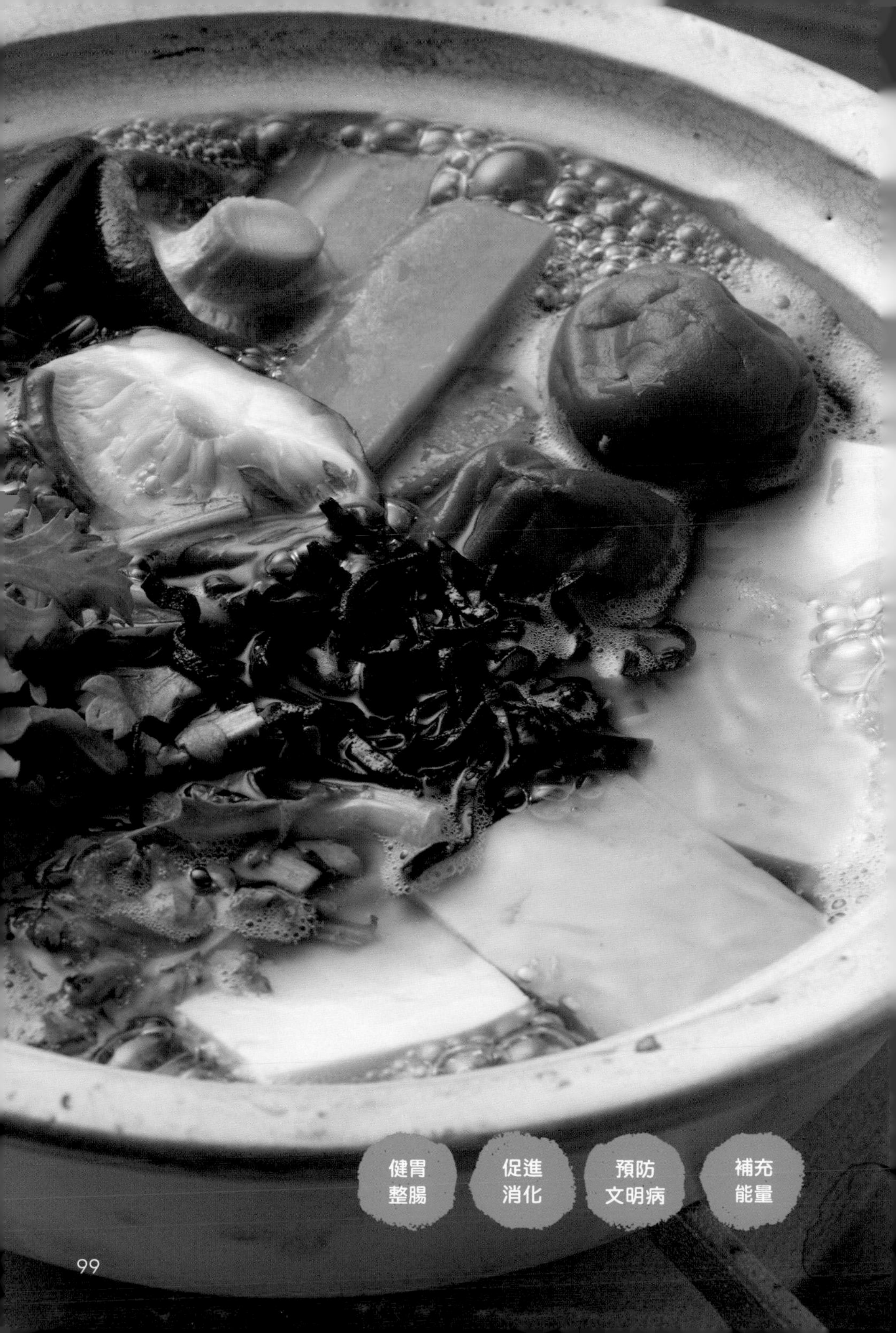
健胃
整腸
促進
消化
預防
文明病
補充
能量

火鍋沾醬吧！

雖然市售的桔醋醬或火鍋沾醬很方便，但自製沾醬的話，就能依照喜好，隨心所欲地調整酸度及辣度。

比如說，醬油只要加進檸檬、柚子、橘子、香橼、醋橘等柑橘類的汁，獨一無二的桔醋醬油就完成了。若使用現榨的汁，沾醬還會散發出迷人的香氣。

另外，僅僅是在桔醋醬油中加入五香粉、香草類、芝麻等，就能輕鬆調配出道地的火鍋沾醬，使美味更上層樓。

桔醋醬油

醬油＋柑橘類的汁（各適量）

除了生活中常見的檸檬、柚子、橘子，若能稍微奢侈點使用香橼、醋橘等柑橘類的話，醬汁將會更有層次。醬汁若是不夠酸，也可以自行加醋調整。

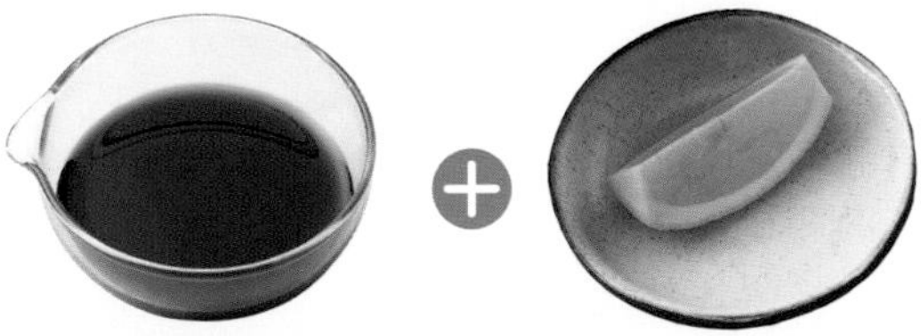

醬油　　檸檬

一起來製作簡單的

異國風沾醬

醬油＋醋＋五香粉

只需要將各種材料混合拌勻就行了。材料的分量可依喜好調整。沾醬可以視情況用火鍋湯調整鹹淡。若能加入柑橘類的汁，醬汁將會更清爽順口。

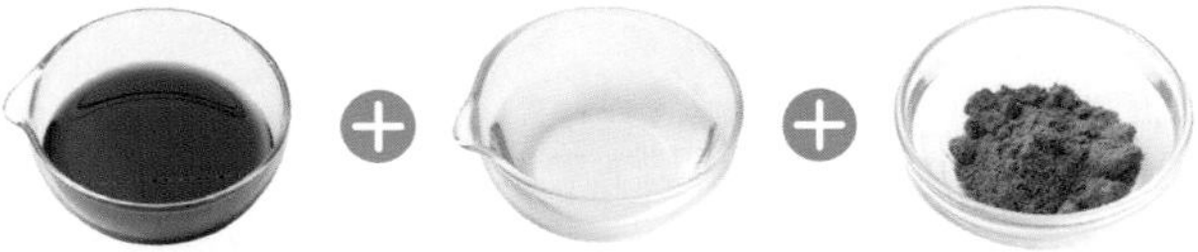

醬油　醋　五香粉

香醇芝麻沾醬

醬油＋醋＋磨碎的芝麻

只要將香濃的芝麻和醋與醬油混勻，口感香醇的沾醬就完成了。若再滴入幾滴胡麻油，風味會更加豐富。為了更輕鬆地把芝麻與醬汁混在一起，建議選用磨碎的芝麻。

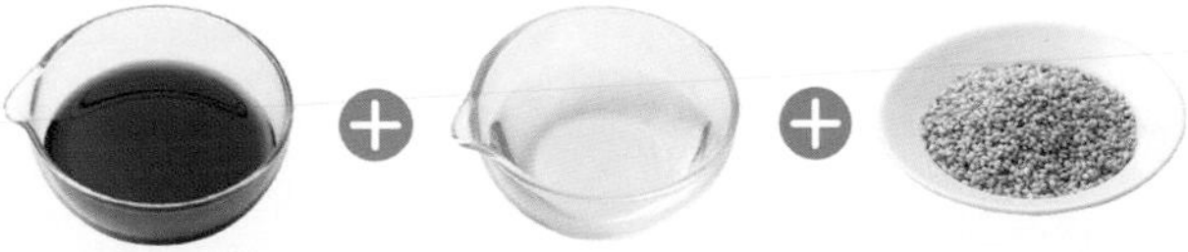

醬油　醋　磨碎的芝麻

光是加進去就能提升層次！

使健康及美味得到提升，帶有香氣的調味料

將擁有獨特香氣或酸味等特色的食材搗碎後作為調味料，便能為食材帶來畫龍點睛的效果。

芫荽

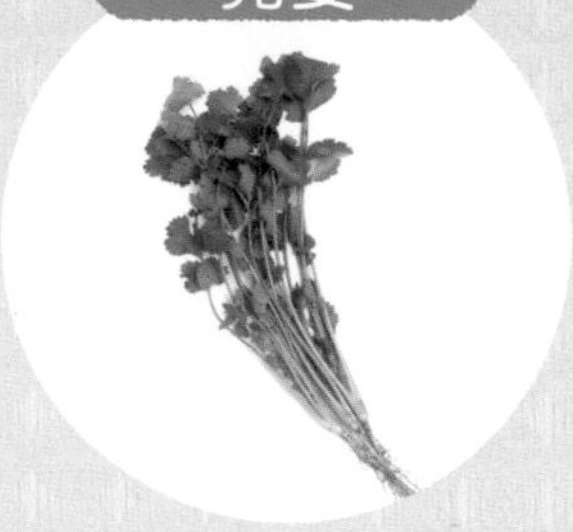

又被稱為「香菜」，是很受歡迎的香草，在西方國家經常將芫荽或芫荽籽磨成粉使用。香菜具有預防老化、消除疲勞等功效。

橘子皮

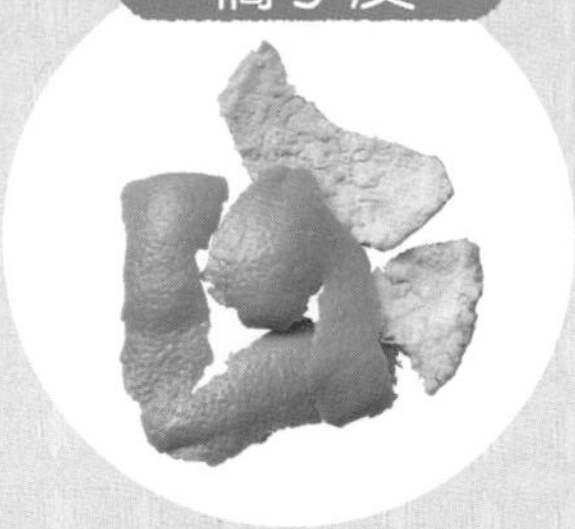

將橘子皮洗乾淨後風乾，就是我們熟悉的漢方藥材「陳皮」的原料。從古時候就被認為有緩解感冒症狀、整腸健胃、安心寧神的效果。

酸梅

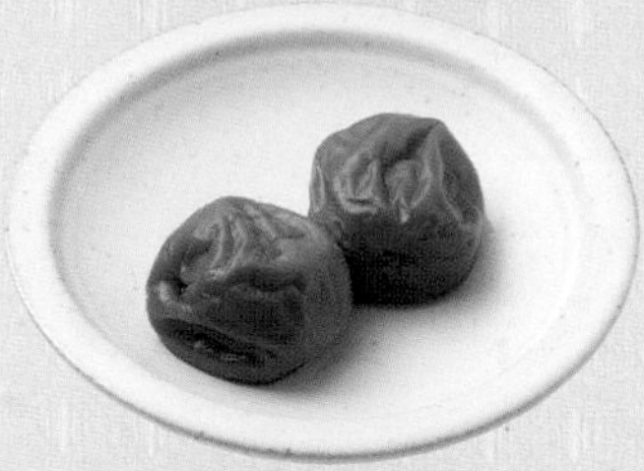

最能代表日本的酸梅，其獨特的酸味能讓鍋物更加清爽。酸梅不僅能消除疲勞，還可幫助身體排出老廢物質，達到排毒的作用，對於改善水腫也有不錯的效果。

枸杞

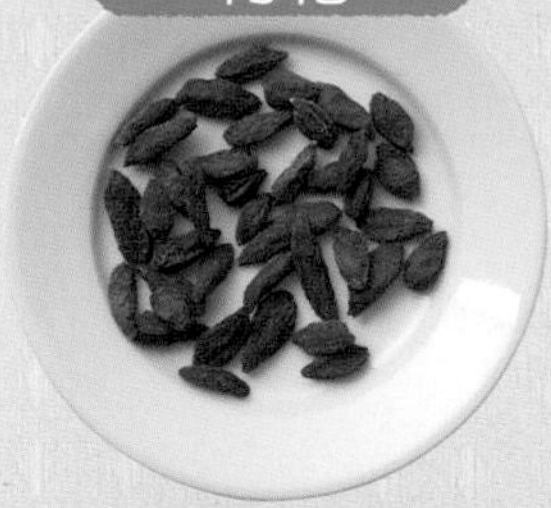

顏色鮮豔的紅色果實，在中華料理或甜點中經常被拿來點綴與增添色彩。枸杞具有淡淡的甜味及酸味，每一小粒都具有滋養強壯、改善眼睛疲勞、促進血液循環、美肌的效果。

第4章

讓身心舒暢、刺激味蕾的美味香辣鍋

帶有辣味，能夠刺激味蕾的辛香料，具有促進血液循環、將身體多餘老廢物質排出體外的功效。新陳代謝提升了，體質便能得到改善，也能更輕鬆地達到減重效果。

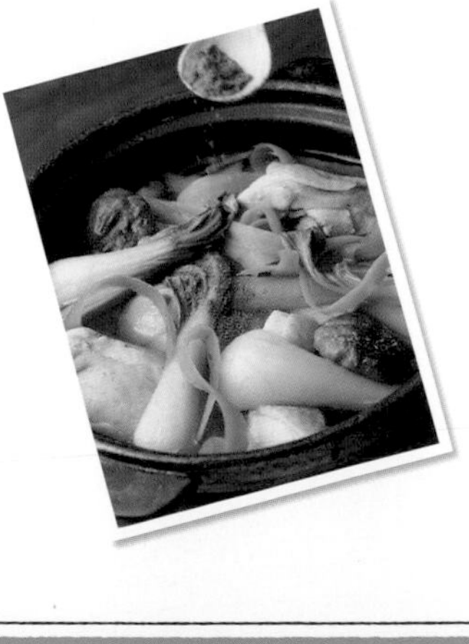

刺激性辛香料！

很多辛香料自古就被當成藥材使用，其中也有不少逐漸發展成了調味料。光是把這些辛香料當成藥膳食材入菜，就有望達到各種效果。辛香料的功效會依成分及風味而有所不同，當感到不適時，若能搭配身體狀況添加辛香料，就能在享受美食時找回健康。

五種具有功效的辛香料

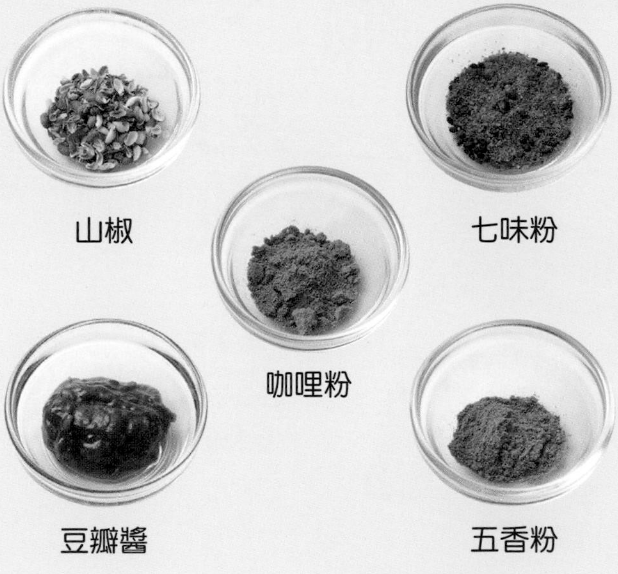

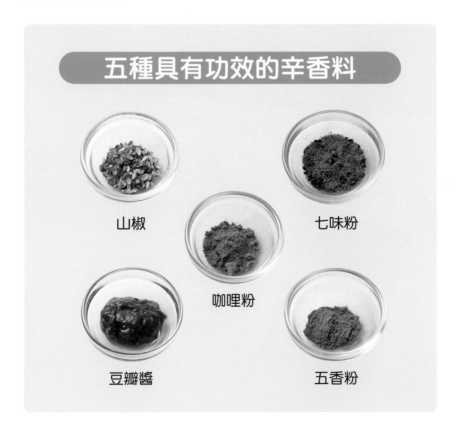

具有改善功效的

[刺激性食材可達到的效果]

＼令人發熱的辣／

辣椒

辣椒不只被用來為料理增添辣味，也經常被作為七味粉、豆瓣醬、韓式辣椒醬的基底。辣椒的最大特色，就是帶有能讓身體由內到外熱起來的辛辣感。具有溫暖腸胃、改善體寒所造成的不適、祛除傷寒、消除肩頸痠痛等功效。此外，由於辣椒能促進排汗，因此也可達到燃脂效果。

＼畫龍點睛的辣／

胡椒

胡椒是最基本的辛香料，通常會在料理完成後才撒上。其獨特的辣味與清爽的香氣是最大的魅力，而根據胡椒粒研磨的粗細程度，風味也會大不相同。胡椒具有溫暖腸胃、緩解腹痛和腹瀉、改善噁心想吐等不適的功效，另外還能發揮安定情緒的作用。

＼痛快的椒麻感／

山椒・花椒

將成熟的山椒果實去籽後製成的辛香料。通常，日本品種的稱為山椒，中國品種的稱為中國山椒或花椒。其香麻的滋味，會在入口的瞬間帶來暢快感，在中國會用「麻辣」來形容這種辛辣的口感。能發揮溫暖腸胃、改善體寒、緩解噁心想吐、改善腹瀉、消除腹脹等強大實力。

＼淡淡的苦味／

香草藥

帶有淡淡的苦味，能使料理美味更上層樓的祕密武器。其中最具代表性的食材，有將溫州柑橘的外皮曬乾後製成的陳皮、咖哩粉中不可或缺的香菜，以及用來點綴甜點風味的肉桂。以上食材皆有溫暖身體、整腸健胃、促進排汗的作用。

咖哩粉 的藥膳功效

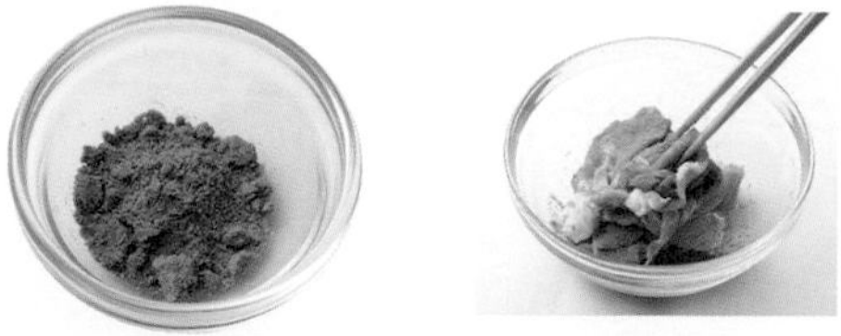

先將豬肉均勻地裹上咖哩粉再燉煮，便能為湯頭帶來豬肉的鮮美與咖哩粉的風味。

在獨特的香氣當中蘊藏著許多藥膳功效！

咖哩粉中的各種辛香料，不僅能用來增添風味，也會使藥膳效果加分，例如經常被用來為食物增添色彩的薑黃，就具有提升肝功能、活化腦部以及減重的效果；孜然與丁香對促進血液循環、提升免疫力有一定的功效；小荳蔻則能促進消化。

沒有主食一樣能吃飽飽的豐盛蔬菜鍋。

咖哩土陶鍋

材料（1人份）

洋蔥…100g
番茄…150g
青椒…100g
生薑…10g
豬肉片…100g
咖哩粉…1／2大匙
A
醬油…2大匙
水…300cc

作法

1 將洋蔥切成1cm厚的長方形，番茄及青椒切大塊，生薑切細絲。

2 讓豬肉片均勻地裹上咖哩粉。

3 把A倒入鍋中煮至沸騰，再依序將1的洋蔥、2、青椒、番茄放進鍋中煮熟。煮好後放上薑絲即可享用。

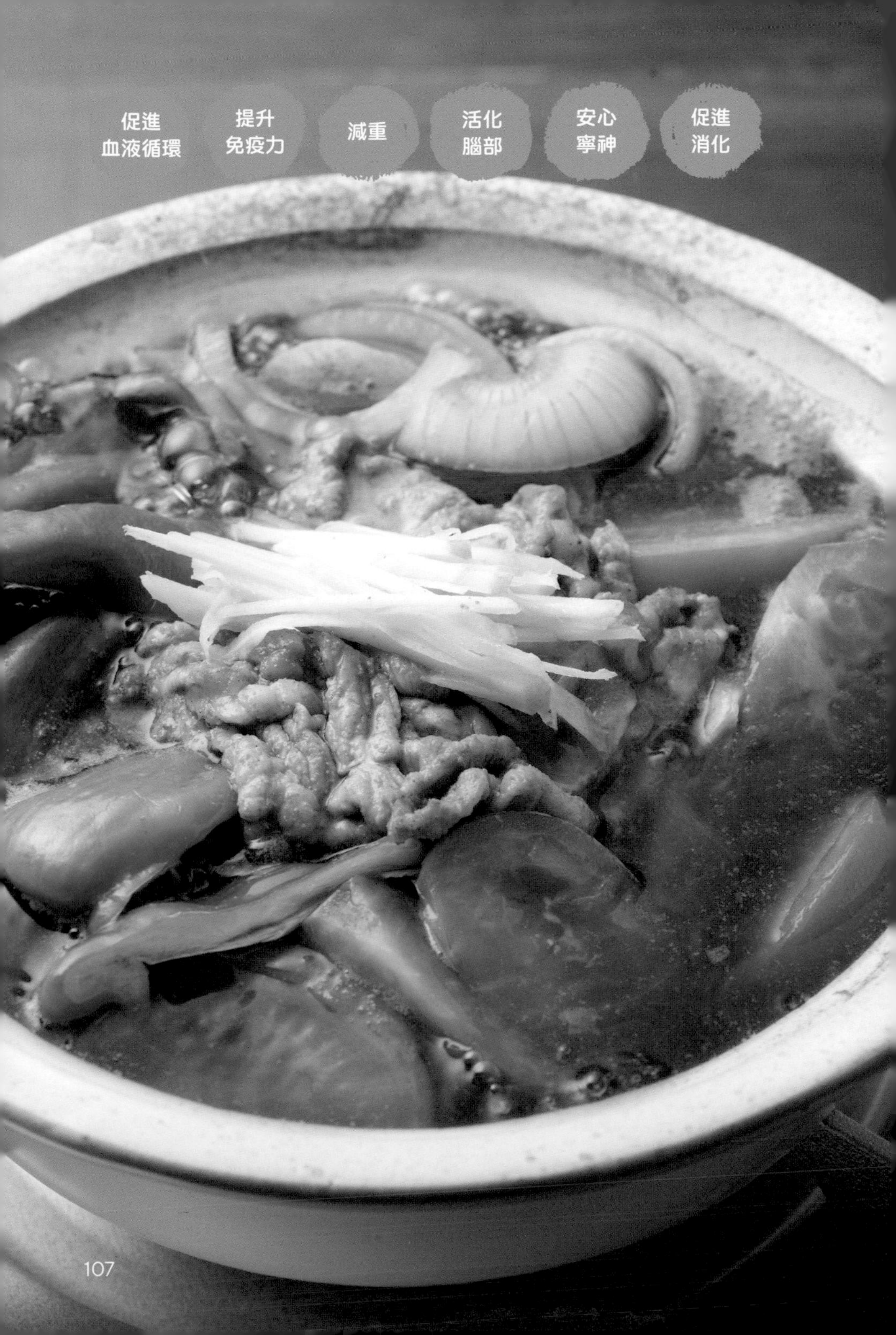
促進
血液循環
提升
免疫力
減重
活化
腦部
安心
寧神
促進
消化

山椒 的藥膳功效

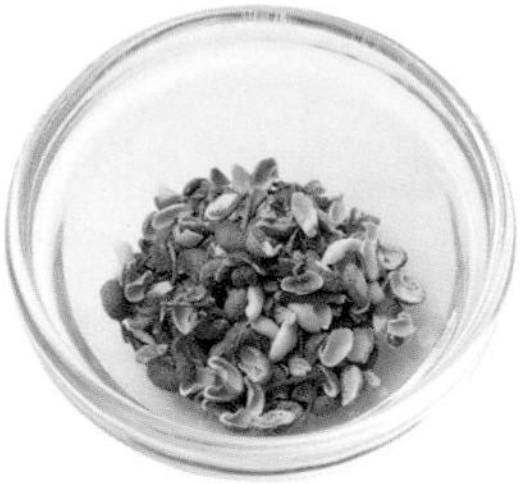

香味與辣味俱全，對整腸健胃有極大功效。

山椒的特色，就是同時具有清爽的風味與香麻的辣味。山椒被拿來當成藥膳食材的部分，是將果實去籽曬乾後的果皮。其中的辣味成分，可以刺激腸胃蠕動，促進消化。而它獨特的香氣，則有助溫暖腹部、改善身體冰冷、緩解腹痛與腹脹感、安定緊張情緒等效果。順道一提，中國與日本的山椒在香味與辣味上會略有不同。

最後再撒上不適合久煮的山椒，讓香味更加突出。

清燉山椒雞肉鍋

材料（1人份）

雞腿肉…100g
香菇…3朵
水菜…100g
A 酒…2大匙
A 鹽…3／4小匙
A 水…300cc
磨碎的山椒…適量

作法

1 將雞肉切成一口大小，香菇去掉蒂頭也切成一口大小，水菜切段。

2 將A倒入鍋中煮沸後，依序將1的雞肉、香菇、水菜下鍋煮熟。

3 煮好後，均勻地撒上山椒即可。

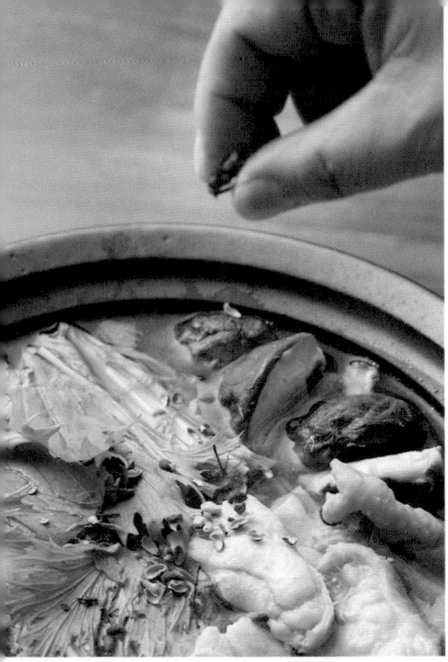

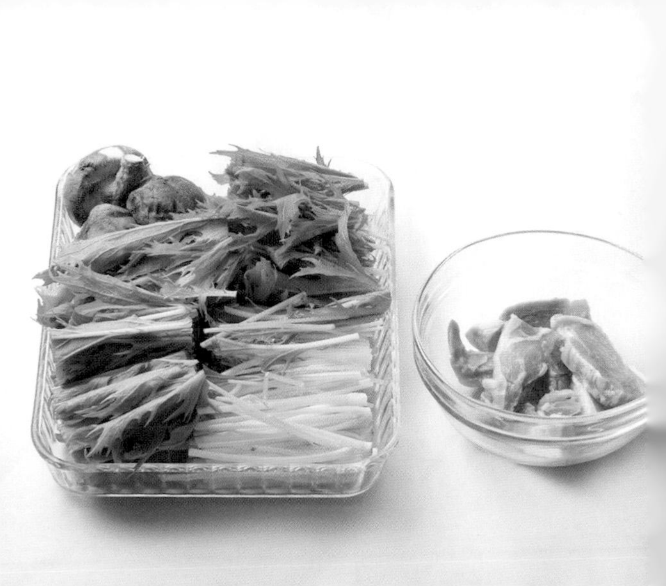

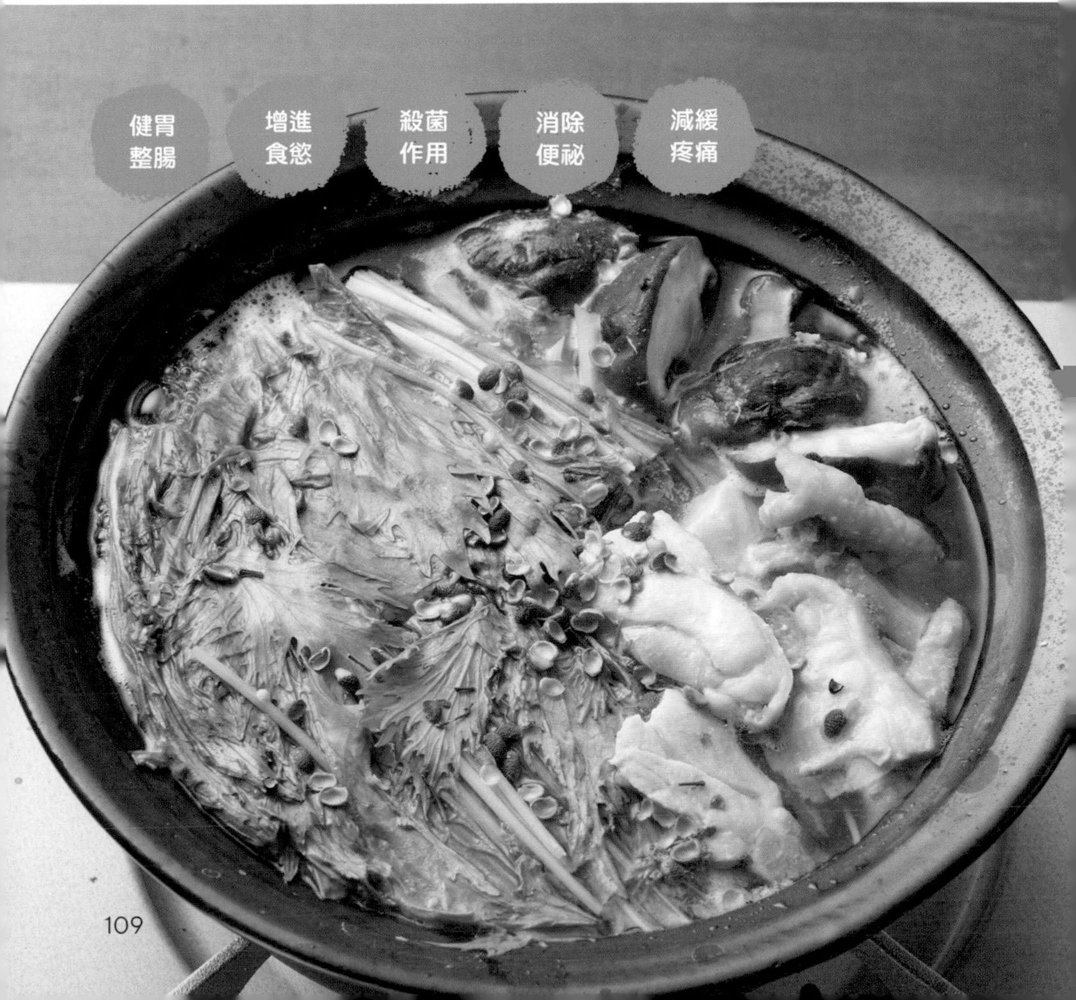
健胃
整腸
增進
食慾
殺菌
作用
消除
便祕
減緩
疼痛

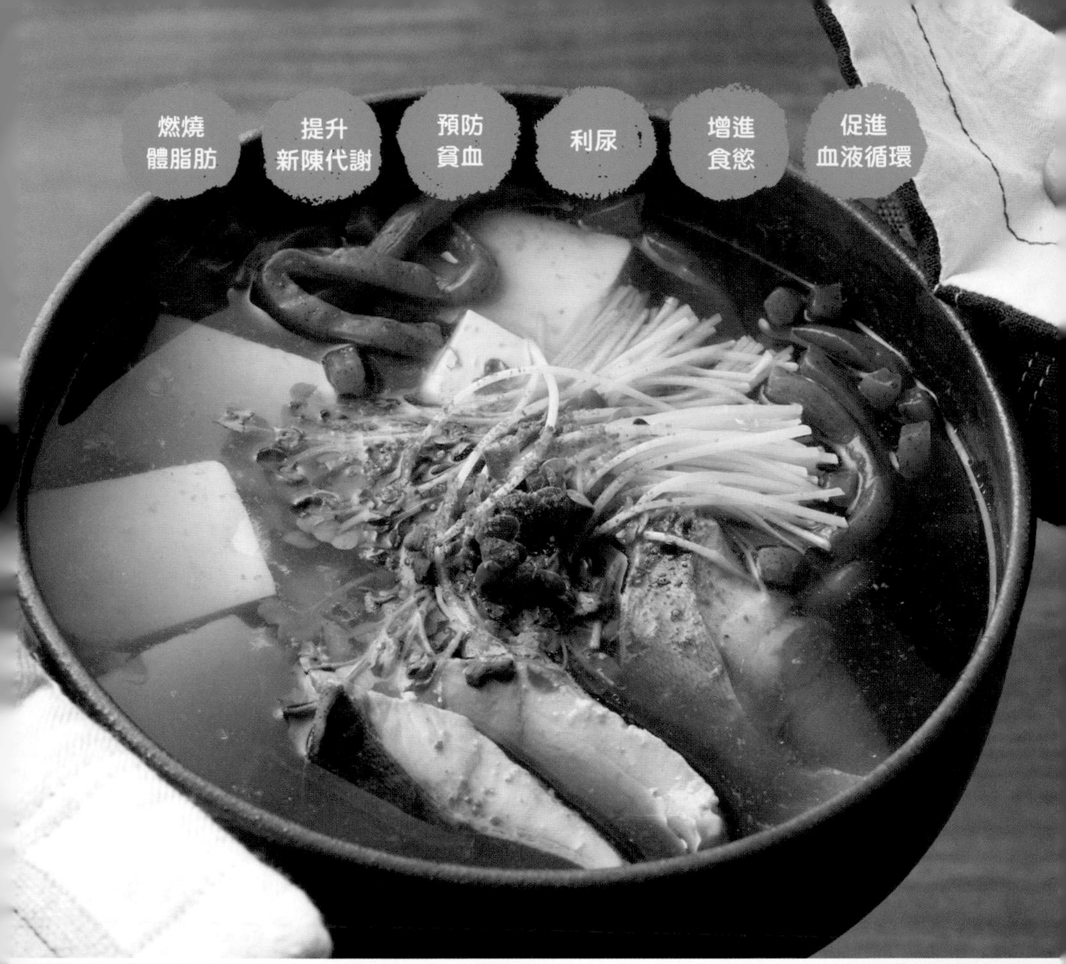
燃燒
體脂肪
提升
新陳代謝
預防
貧血
利尿
增進
食慾
促進
血液循環

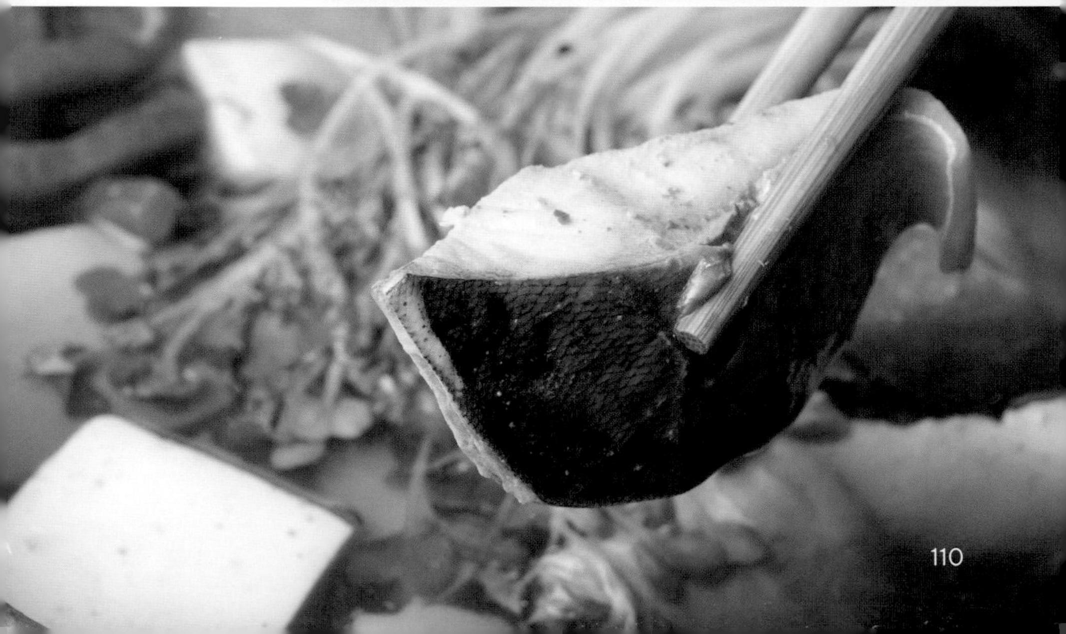

七味粉 的藥膳功效

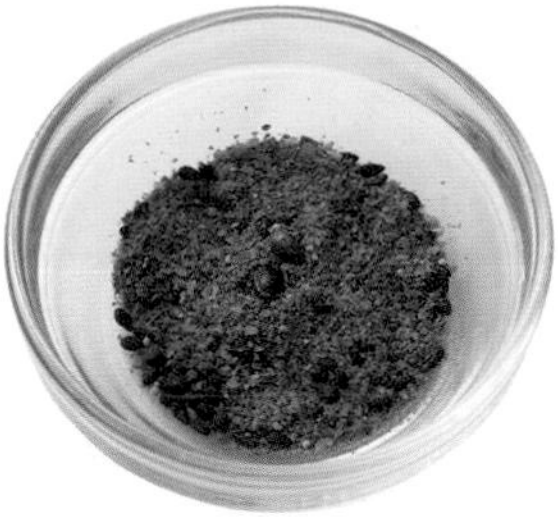

辣椒與各種帶有香氣的食材完美混合而成的調味料。

有助燃脂並促進血液循環的紅辣椒粉，搭配其他六種辛香料和種子類等食材，就成了日本最具代表性的綜合調味料。最經典的七味粉，通常會加入能預防貧血的罌粟籽與海苔、可增進食慾的大麻籽、有健胃效果的陳皮與山椒，以及能預防老化的芝麻。將上述食材加以混合，不僅能營造獨特風味，還可達到多重效果。

七味粉的香氣也能用來除去鯖魚的腥味。

鯖魚豆腐七味鍋

材料（1人份）

鯖魚…100g
豆腐…150g
蘿蔔苗…50g
蒟蒻絲…100g
A
- 酒…2大匙
- 醬油…2大匙
- 水…300cc

七味粉…適量

作法

1 將鯖魚與豆腐切成一口大小，把蘿蔔苗的根部切除。

2 蒟蒻絲稍微用水洗過後瀝乾水分。

3 把A及2加進鍋中煮至沸騰。

4 將1的靖魚加入3煮熟，接著把豆腐、蘿蔔苗下鍋稍微燙熟，再撒上七味粉。

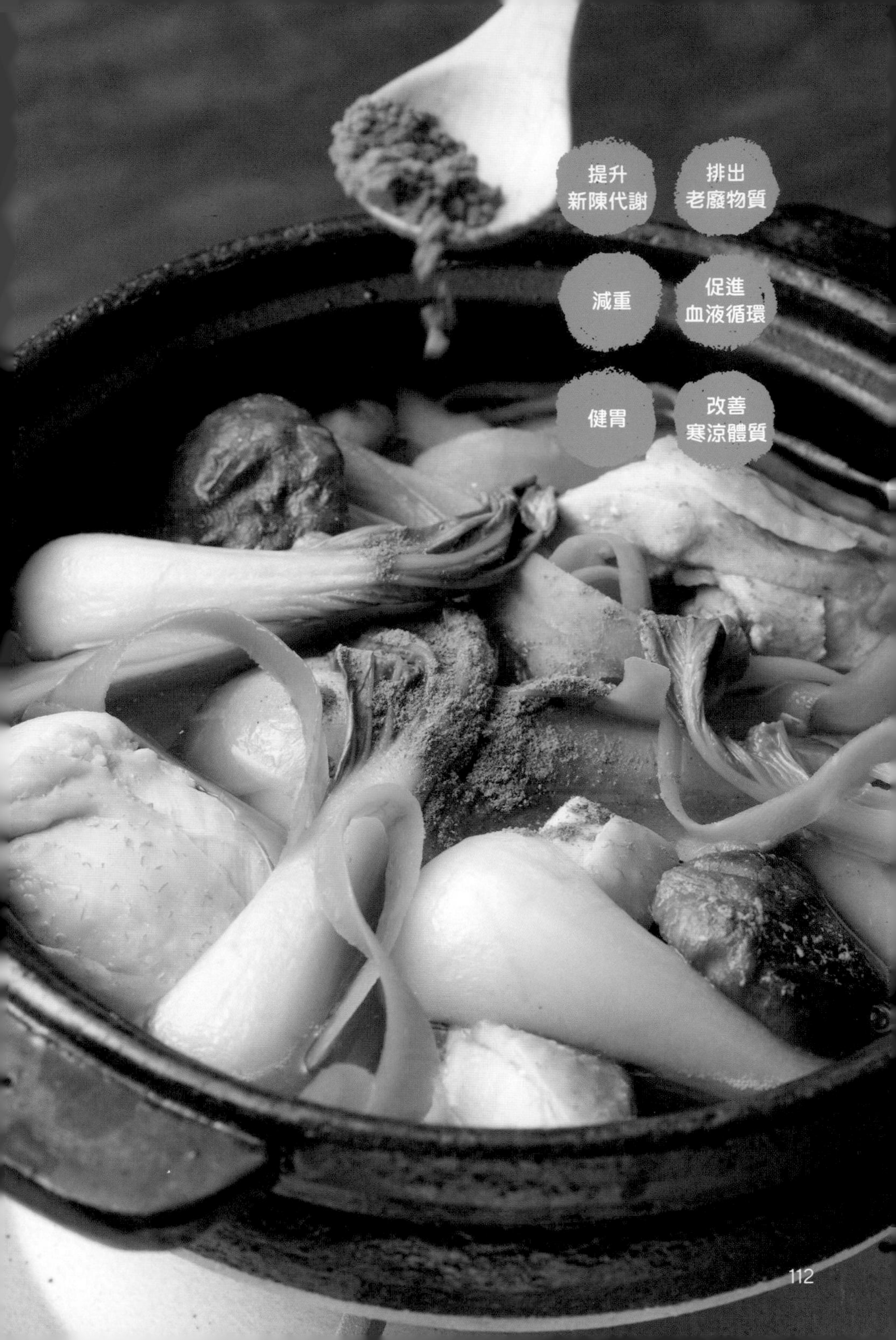
提升
新陳代謝
排出
老廢物質
減重
促進
血液循環
健胃
改善
寒涼體質

五香粉 的藥膳功效

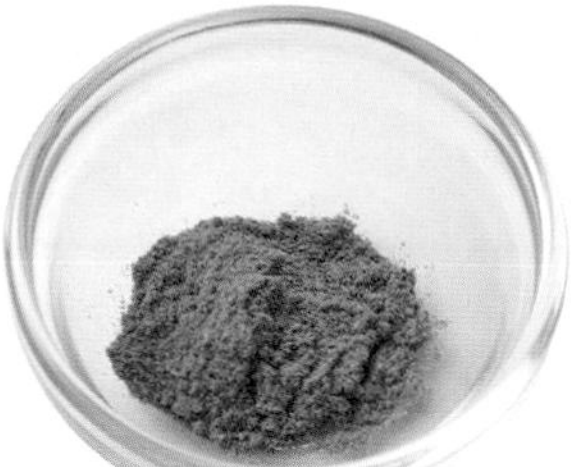

由甜味、辣味、苦味交織而成的獨特風味正是其特色。

五香粉是一種中式綜合香料。「五香」是「多種香料」的意思，實際上並沒有硬性規定該混合幾種香料。比較常見的五香粉成分為能促進血液循環的肉桂、可提高新陳代謝的丁香、有健胃作用的陳皮，以及八角、山椒等香料的組合。五香粉能透過使身體變暖來提升新陳代謝並排出老廢物質，因此也可望達到減重效果。

只要加入五香粉，就成了亞洲風味雞肉鍋

五香雞肉快煮鍋

材料（1人份）

雞腿肉…100g
青江菜…150g
香菇…2朵
紅蘿蔔…100g
A | 鹽…1小匙少一點
A | 水…300cc
五香粉…適量

作法

1 將雞肉、青江菜、去掉蒂頭的香菇切成一口大小。用削皮器將紅蘿蔔削成薄片。

2 把A倒入鍋中煮至沸騰後，依序加入1的雞肉、紅蘿蔔、香菇燉煮。最後再把青江菜下鍋燙熟。

3 2撒上五香粉，再煮2～3分鐘即可。

豆瓣醬 的藥膳功效

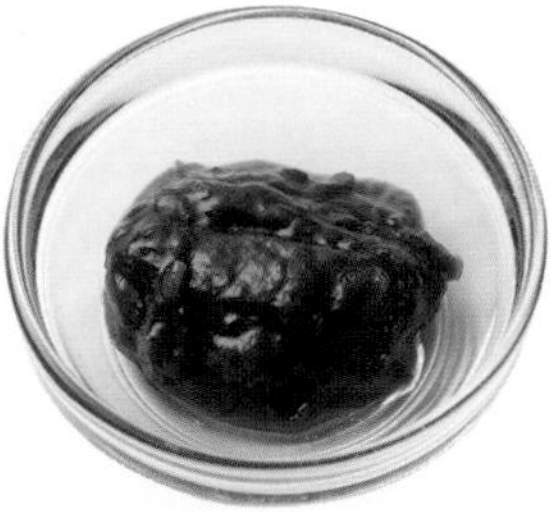

活用味道醇厚的發酵醬料讓身體更輕鬆舒暢。

豆瓣醬是以紅辣椒、蠶豆、大豆為基底，再加入麴、鹽等發酵製成的中式醬料，風味濃郁醇厚，在甜味與辣味間取得了絕佳的平衡。其中作為主要材料的蠶豆與黃豆，皆能調整消化系統、利尿、防水腫。而紅辣椒與麴則可促進新陳代謝與血液循環。

吃到最後，再用火鍋湯來煮麵也非常美味的中式辣味鍋

豬肉豆芽菜豆瓣鍋

材料（1人份）

韭菜…100g
豆芽菜…150g
豆腐…50g
芝麻油…1小匙
豆瓣醬…1小匙
水…300cc
味噌…2大匙多一點
豬肉片…100g
辣油…適量

作法

1 將韭菜切段，豆芽菜洗淨後瀝乾水分，豆腐則切成方便食用的大小。
2 芝麻油和豆瓣醬先下鍋，用小火均勻拌炒後，再加水煮至沸騰。
3 把味噌溶在2裡，並依序加入豬肉、1的豆腐、豆芽菜、韭菜，最後再撒上辣油就大功告成了。

改善寒涼體質

健胃整腸

利尿

改善水腫

促進血液循環

提升新陳代謝

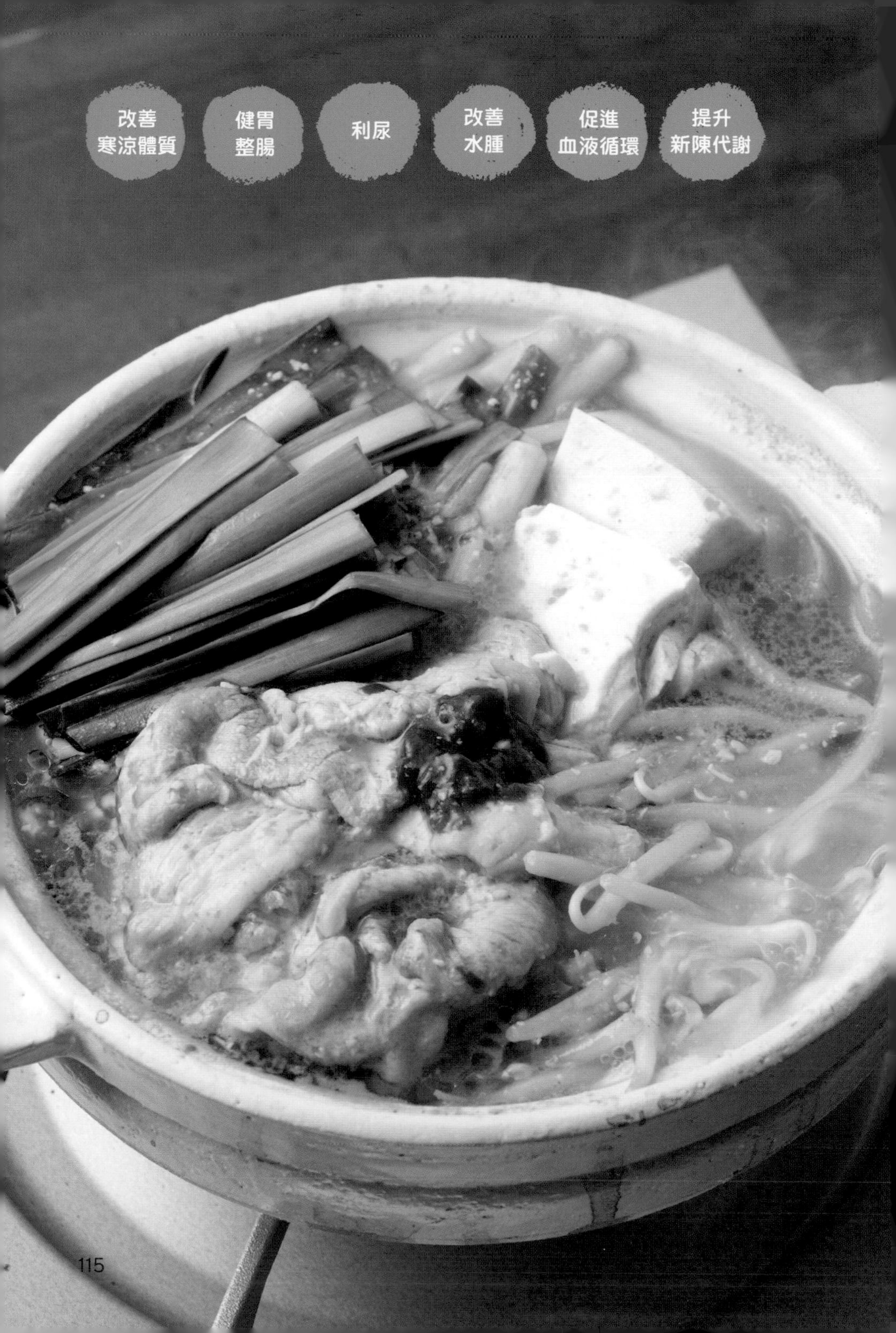

曾是靈丹妙藥！
歷史上留香的辛香料物語

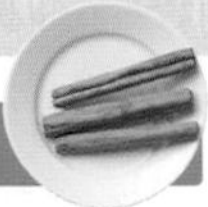

埃及

透過辛香料的防腐作用，
木乃伊才得以安然長眠。

古埃及會將死者照生前的樣子製成木乃伊埋葬。為了維持在世時的樣貌，防腐作用強大的辛香料是不可或缺的，當時會將肉桂、丁香、孜然、八角等辛香料塞進死者體內，再運往金字塔陵墓，讓木乃伊與辛香料一起安然長眠。

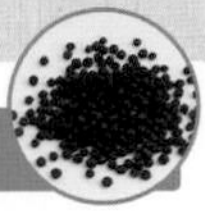

歐洲

1盎司胡椒值1盎司黃金！

胡椒又被稱為「辛香料之王」，原產於南美洲及東南亞地區。胡椒能抗菌、防腐、除臭，過去在以肉食為主的歐洲大陸是各國賭上國家名聲也想獲得的東西。此外，其能改善身體不適的藥效，也促使胡椒變得更難入手。在當時，胡椒的價值足以匹敵金銀，非常昂貴。

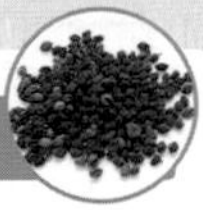

日本

從咖哩開始，
日本的香料革命。

源於印度的咖哩，在明治時代透過英國商船傳到了日本。以咖哩糊為基底的歐風咖哩，其強烈的味覺刺激及清爽的香氣，立即擄獲了眾多日本人的心。後來，日本發展出咖哩粉及咖哩塊，並逐漸進化成日式風味，最終成為日本的超人氣國民美食。

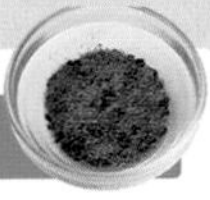

日本

從歐洲漂洋過海而來的紅辣椒，
發展成七種味道的綜合調味料。

儘管江戶時期的日本施行了鎖國政策，紅辣椒仍然透過南蠻貿易傳入了日本，最終被栽種於日本各地，也因此在日本，紅辣椒又被稱作「南蠻」。在當時，會以紅辣椒為基底，並混入山椒和芝麻等辛香料，製成具有藥效的綜合調味料出售。

第5章

能盡情享用各種滋味的高湯藥膳鍋

昆布、柴魚片、小魚乾、乾香菇等各種充滿鮮味的食材，也是含有許多功效的藥膳食材。本章將介紹既能嚐到美味又能調整身體狀況，讓人天天都想吃的鍋物。

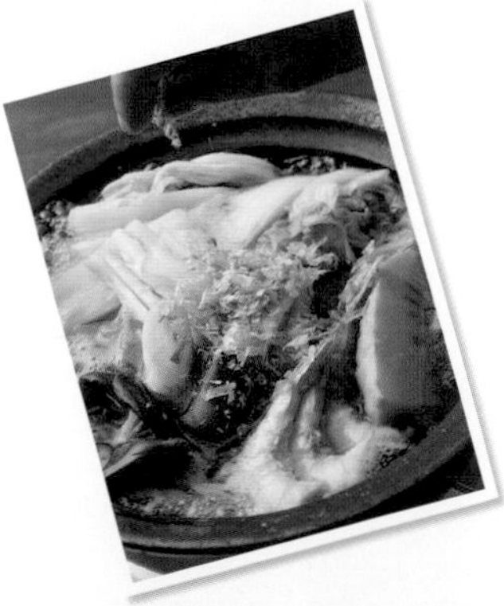

健康的美味藥水

天天喝也不會膩的高湯，不僅美味可口，還具有活化腦部、穩定情緒等效果，因此成為眾所矚目的焦點。另外，雖然高湯的風味較清淡，卻依然能從中得到飽足感，可以防止不小心吃太多，進一步達到減重的效果。

常見的四大湯底

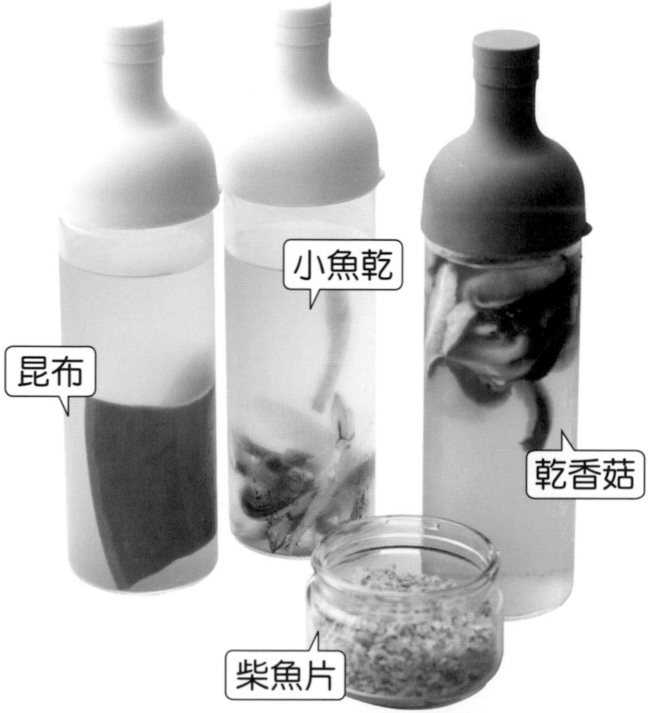

高湯是能促進身體

高湯的風味及藥膳效果

柴魚片、小魚乾
＝肌苷酸

柴魚片及小魚乾的鮮味成分，除了麩胺酸之外，還有大量的肌苷酸。肌苷酸不僅能活化細胞，還可提升新陳代謝，進而達到緩解疲勞、提升專注力、美肌、燃脂等功效。

昆布
＝麩胺酸

昆布中豐富的麩胺酸，正是其鮮味的來源。就算是豆腐鍋等簡單的鍋物，只要充分運用昆布高湯，就能熬出令人滿足的滋味。此外，昆布能促進消化、改善血液循環、健胃、排毒。

放著就可以了！高湯的作法

將高湯的材料加進水裡，
冷藏靜置約10小時就完成囉。
事先備好高湯的話，
需要時馬上就能用，非常方便！

各種高湯的材料（1公升）

- 水1公升＋昆布30g
- 水1公升＋小魚乾30g
- 水1公升＋柴魚片30g
- 水1公升＋切碎的乾香菇3～4朵

※昆布會產生黏液，泡出高湯後即可取出。
※小魚乾先去內臟的話腥味會不見，湯頭也會更澄澈美味。
※湯底可以冷藏保存3天。

乾香菇
＝鳥苷酸

鳥苷酸大多存在於乾燥的蕈菇類中。尤其是乾香菇，它的鳥苷酸含量非常豐富。乾香菇不僅有助提升人體鈣質吸收，預防骨質疏鬆症，還能促進脂肪代謝，非常推薦。

爲了好好品嚐昆布與鯛魚的鮮甜，
只要簡單地調味就好囉。

鯛魚豆腐鍋

材料（1人份）

鯛魚…100g
嫩豆腐…200g
鴨兒芹…30g
昆布高湯…300cc
醬油…1⅔大匙
昆布絲（昆布高湯中的昆布）…適量
檸檬…適量（依個人喜好）

作法

1 將鯛魚用熱水快速燙過並放入冷水中，確認都處理乾淨後，切成一口大小。

2 把豆腐切成一口大小，鴨兒芹去掉根部後切為適當長度。

3 將昆布高湯、1、醬油下鍋後開火，並加入2和昆布繼續煮。享用前再依喜好擠上適量檸檬汁即可。

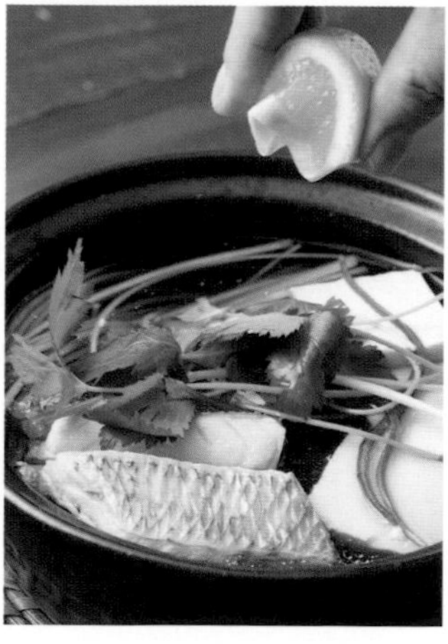

藥膳效果與美味關鍵

疏通堆積在體內的老廢物質，達到排毒作用。

昆布有助疏通堆積在體內的痰或脂肪等老廢物質，使體液能順暢流動，進而將毒素排出體外，達到預防便祕、動脈硬化、高血壓的效果。另外，昆布也能除去身體餘熱、排出多餘水分、改善水腫。

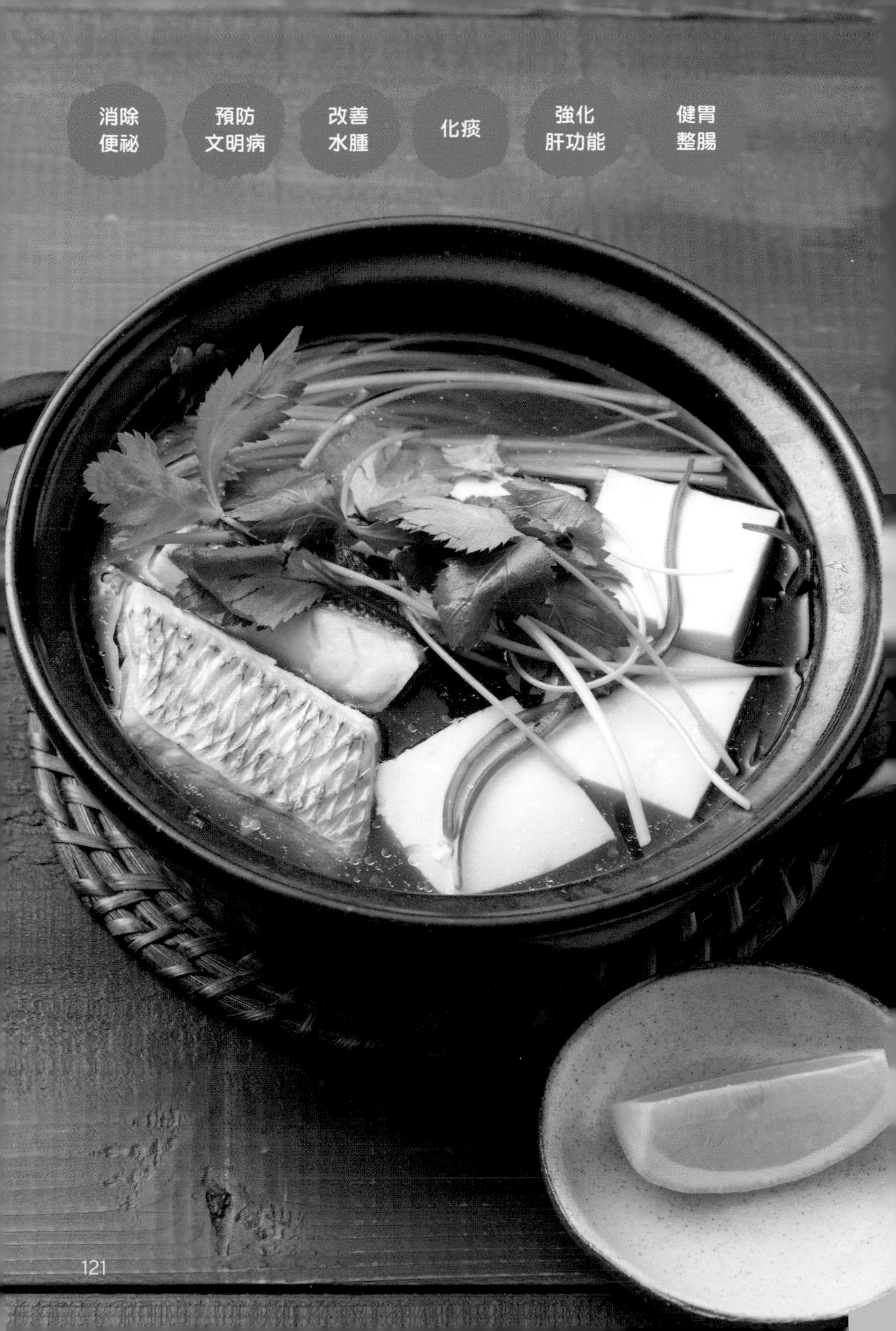
消除
便祕
預防
文明病
改善
水腫
化痰
強化
肝功能
健胃
整腸

光是加入大量的柴魚片，就能使美味精華確實地滲透進湯頭中。

美味什錦鍋

材料（1人份）

白菜…200g
大蔥…50g
竹筍（水煮過的）…50g
秀珍菇…50g
A 醬油…1⅔大匙
A 水…300cc
蝦子…100g
柴魚片…2g

作法

1 將白菜切大塊，大蔥斜切薄片，竹筍切成方便食用的大小，秀珍菇切除根部沾有塵土的部分後剝成好幾朵。

2 將A及1中的白菜、竹筍、秀珍菇放入鍋中煮至沸騰，再將大蔥下鍋燙熟。

3 把蝦子丟進2中煮熟，再加進大量的柴魚片即可享用。

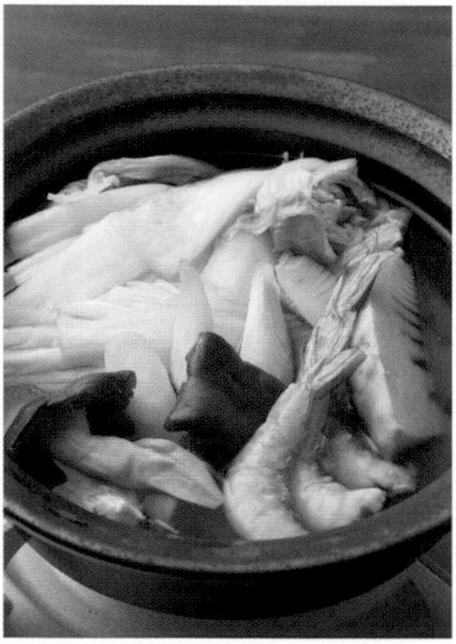

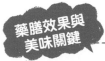

藥膳效果與美味關鍵

肌苷酸也能活化細胞。

柴魚片不只富含營養價值，其中的肌苷酸既能帶來鮮味，還可活化細胞、促進新陳代謝、緩解疲勞並提升專注力、減少中性脂肪。此外，由於肌苷酸有強化黏膜的作用，可望達到預防感冒及花粉症、美肌等效果。

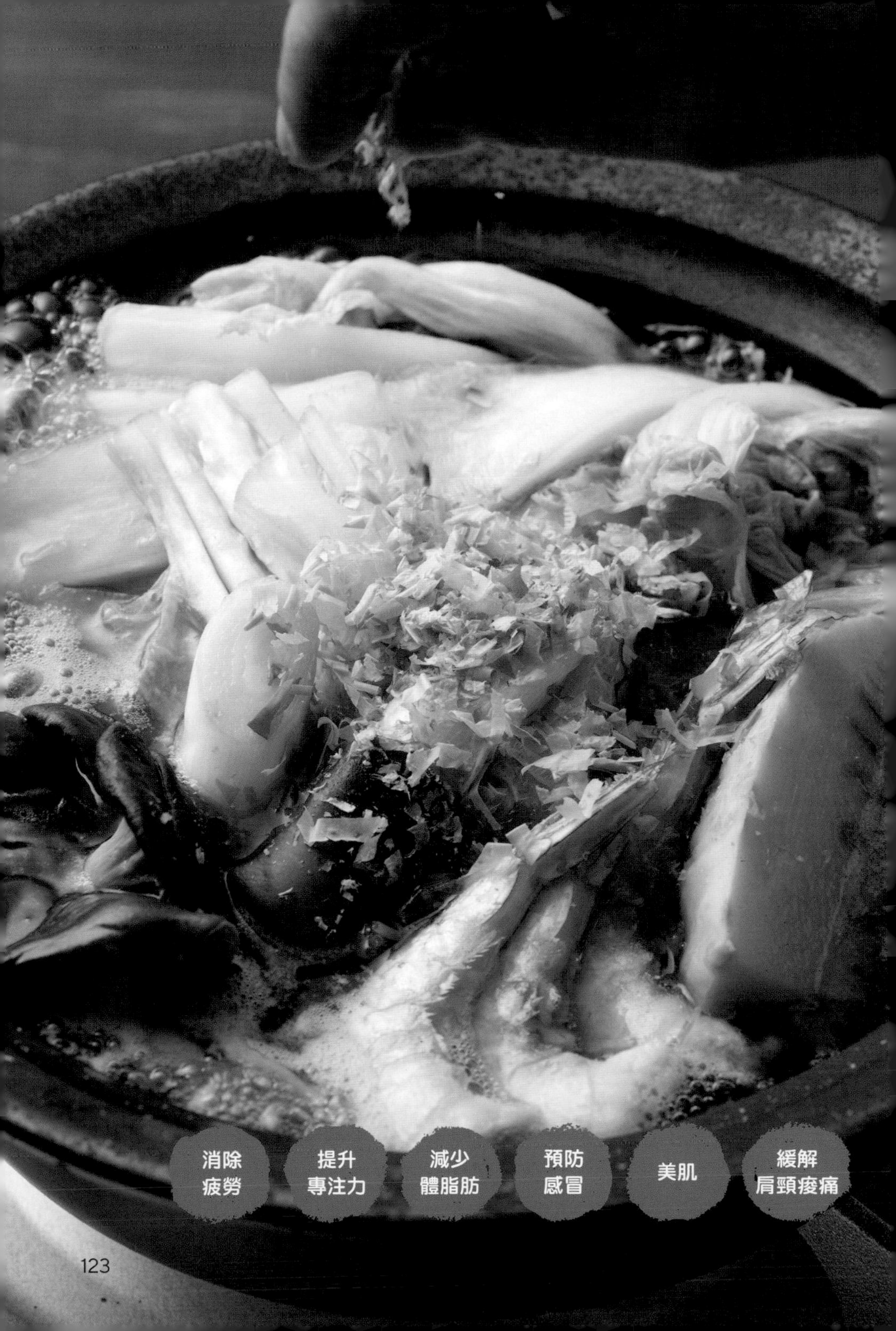
消除
疲勞
提升
專注力
減少
體脂肪
預防
感冒
美肌
緩解
肩頸痠痛

將助消化的白蘿蔔磨成泥加在最上面，
蘿蔔葉換成其他葉菜類也沒問題！

雪見螃蟹鍋

材料（1人份）

白蘿蔔…350g
小魚乾高湯…200cc
鹽…2／3小匙
螃蟹…50g
蘿蔔葉…適量（有的話）

作法

1 將200g的白蘿蔔磨成泥，剩下的150g則切成半圓形薄片。

2 將 1 中切為半圓形薄片的白蘿蔔裝在耐熱容器裡，封上保鮮膜，微波加熱3分鐘。

3 把小魚乾高湯倒進鍋中煮沸，並除去浮在表面的雜質。

4 將 2 的白蘿蔔（含湯汁）、鹽加進 3 裡燉煮5分鐘，再擺上螃蟹及白蘿蔔泥。手邊有蘿蔔葉的話，也可以切碎撒在上面。

藥膳效果與
美味關鍵

利用美味高湯活化腸胃功能及血液循環！

小魚乾是由沙丁魚等小型魚類乾燥製成的食材。沙丁魚能溫暖身體、活化腸胃功能，還可使血液順暢流動，進而達到預防動脈硬化或血栓形成、改善貧血或眼睛疲勞的效果。沙丁魚也含有豐富的鈣質，能預防骨質疏鬆症並強化筋骨。

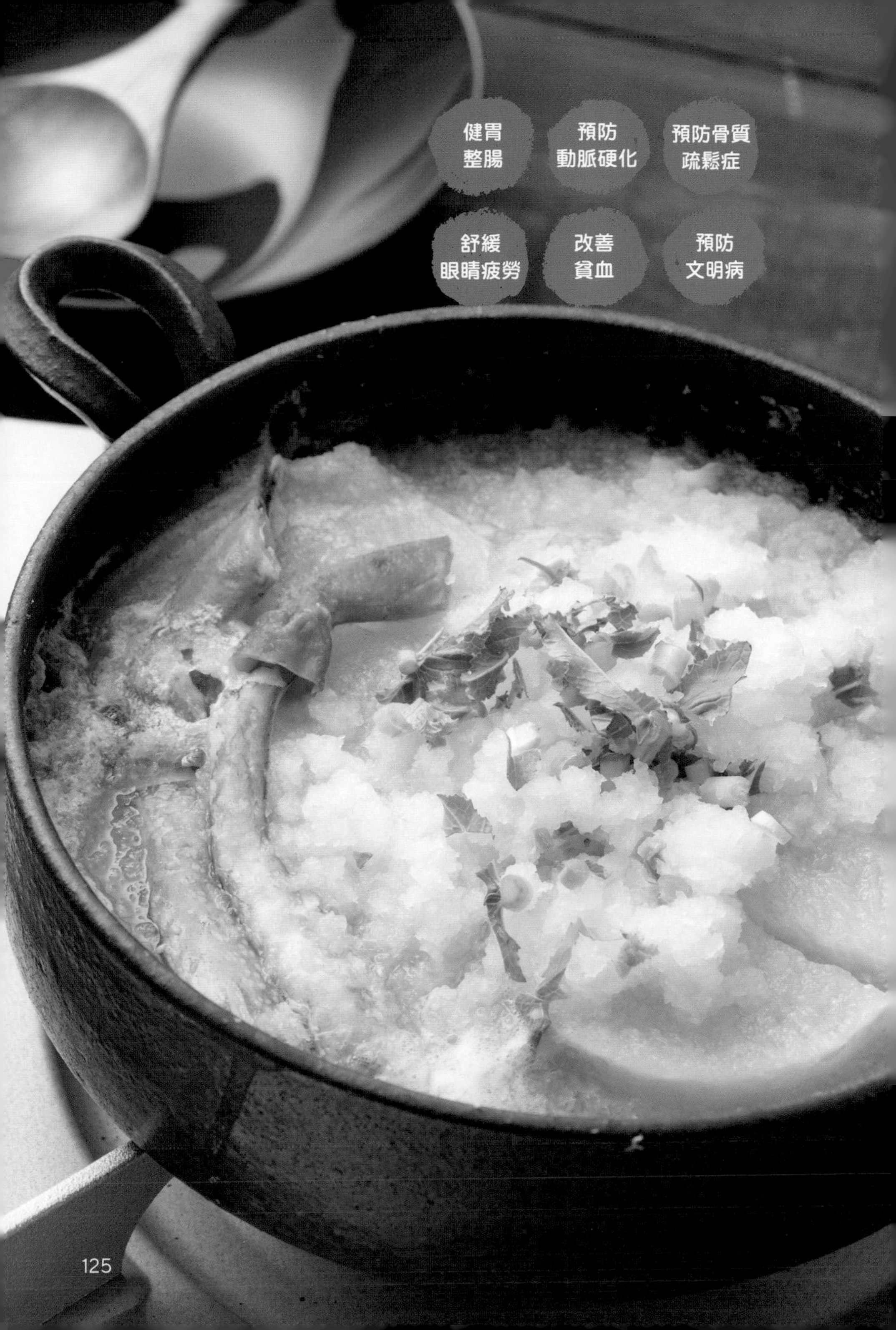
健胃
整腸
預防
動脈硬化
預防骨質
疏鬆症
舒緩
眼睛疲勞
改善
貧血
預防
文明病

香菇的鮮甜滋味，會慢慢滲透進芝麻風味的肉丸中！

芝麻肉丸中華風味鍋

材料（1人份）

青江菜…200g
豬絞肉…100g
胡椒…少許
蛋液…半顆
芝麻…1小匙
大蔥（切末）…長4cm的量
香菇高湯…300cc
泡開的香菇
（從高湯裡取出）…適量
鹽…2／3小匙多一點

作法

1 將青江菜切成菜葉及菜梗兩段，再將菜梗縱分成6等分。

2 將豬絞肉撒上鹽（材料表以外的量）、胡椒後充分拌勻，接著淋上蛋液繼續攪拌，再把芝麻、大蔥末加進去混勻。

3 將香菇高湯、香菇、鹽倒入鍋中煮至沸騰，用湯匙挖取適當大小的2加進鍋中煮熟。

4 把青江菜下鍋稍微燙熟即可。

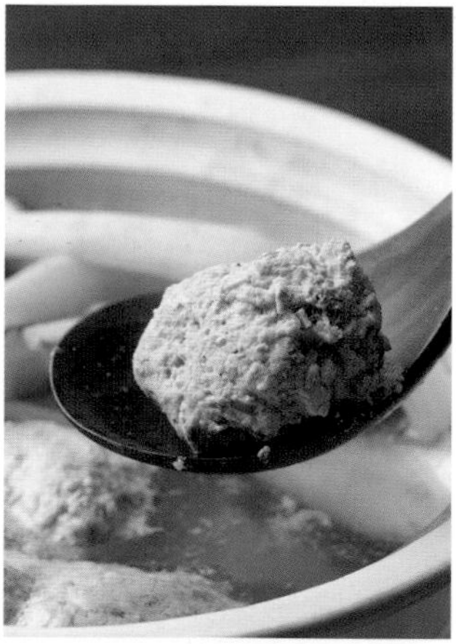

藥膳效果與美味關鍵

改善新陳代謝與血液循環，讓人更健康更有活力。

高湯基底的乾香菇有助提升腸胃、肝臟、腎臟等的代謝機能，可以消除疲勞、增強活力，對預防心浮氣躁、防止老化很有效，還能增進食慾。此外，乾香菇有改善貧血及血液循環的功效，能夠降血壓與血脂。

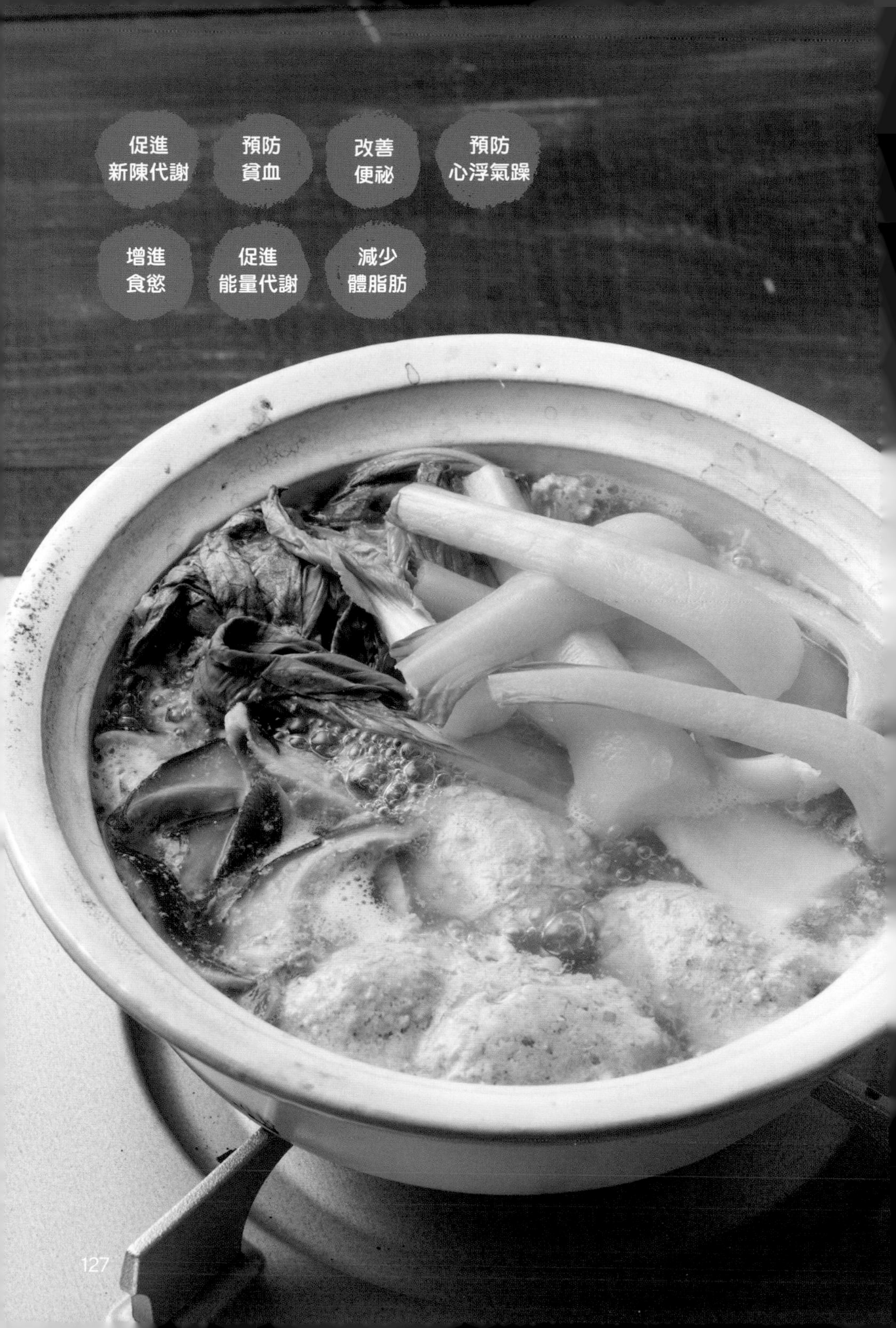
促進
新陳代謝
預防
貧血
改善
便祕
預防
心浮氣躁
增進
食慾
促進
能量代謝
減少
體脂肪

高寶書版集團
gobooks.com.tw

HD 133
1 週有感！最強個人藥膳鍋
日本減重名醫認證，三高、肥胖、代謝差、倦怠感，一天一鍋就能解決！

作　　者　工藤孝文 主編、浜內千波 食譜
譯　　者　謝東富
責任編輯　林子鈺
封面設計　林政嘉
內頁排版　賴姵均
企　　劃　何嘉雯

發 行 人　朱凱蕾
出　　版　英屬維京群島商高寶國際有限公司台灣分公司
　　　　　Global Group Holdings, Ltd.
地　　址　台北市內湖區洲子街88號3樓
網　　址　gobooks.com.tw
電　　話　（02）27992788
電　　郵　readers@gobooks.com.tw（讀者服務部）
　　　　　pr@gobooks.com.tw（公關諮詢部）
傳　　真　出版部（02）27990909　行銷部（02）27993088
郵政劃撥　19394552
戶　　名　英屬維京群島商高寶國際有限公司台灣分公司
發　　行　英屬維京群島商高寶國際有限公司台灣分公司
初版日期　2021年01月

医者がすすめる 薬膳ひとり鍋

國家圖書館出版品預行編目（CIP）資料

1週有感！最強個人藥膳鍋：日本減重名醫認證，三高、肥胖、代謝差、倦怠感，一天一鍋就能解決！/ 工藤孝文主編；謝東富譯. -- 初版. -- 臺北市：高寶國際出版：高寶國際發行,
2021. 01
面；　公分. --（HD 133）
譯自：医者がすすめる 薬膳ひとり鍋

ISBN 978-986-361-965-9（平裝）

1.食療　2.藥膳　3.健康飲食

413.98　　109019122